AF606356

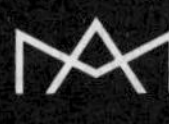

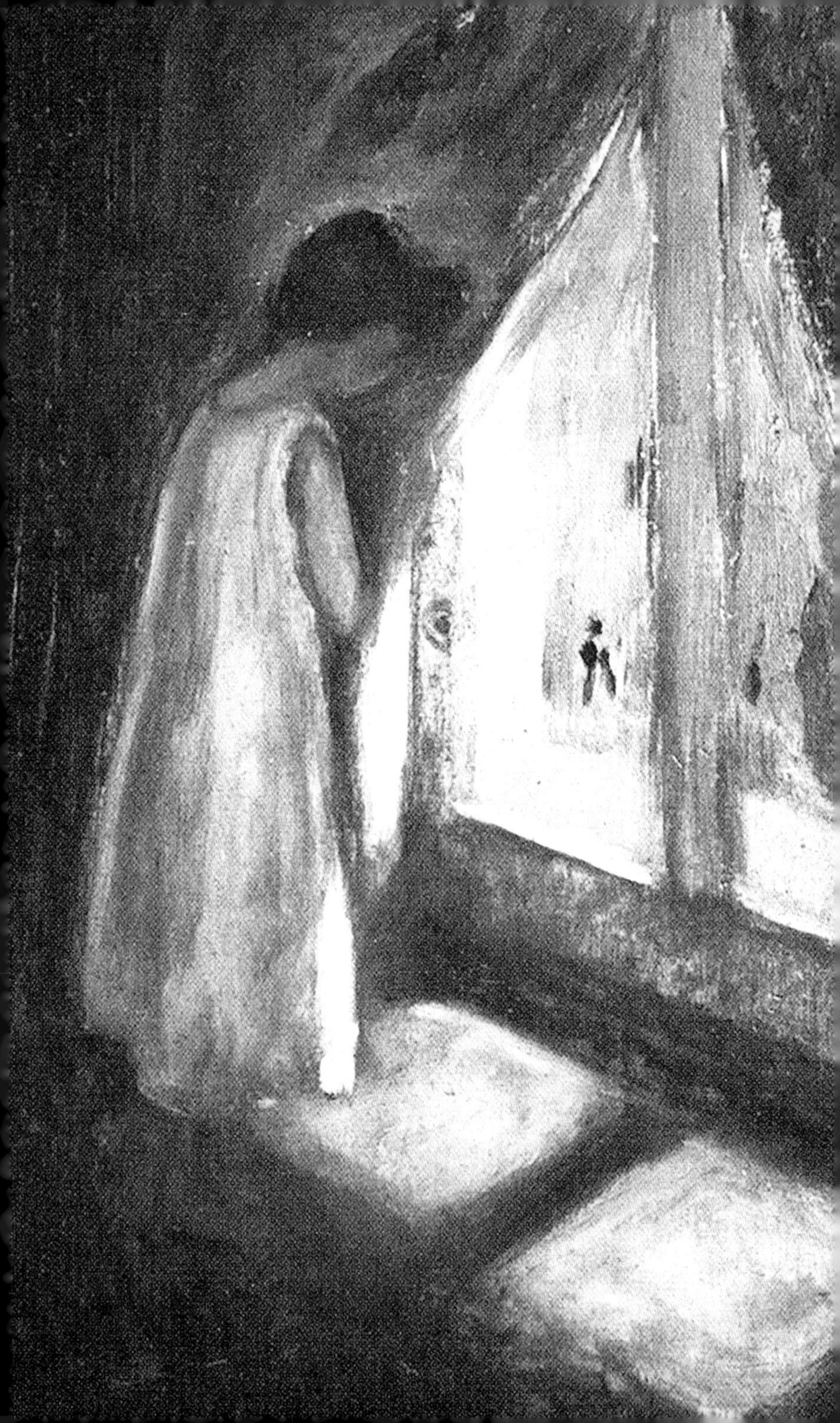

DIANA
OLIVER

Deberías alegrarte

LO QUE NO SE CUENTA DE LA DEPRESIÓN POSPARTO

ENSAYO 52

DIANA
OLIVER

Deberías alegrarte

LO QUE NO SE CUENTA DE LA DEPRESIÓN POSPARTO

Prólogo de
Ibone Olza

IBONE OLZA*

Prólogo

Ver el árbol y ver el bosque. Percibir el detalle de cada rama y hoja, pero también el conjunto, todos los árboles, las diferentes especies, los matorrales, los arroyos, las rocas, las sombras, las lindes… Es más difícil de lo que parece. Cuando desde el modelo ecosistémico de salud mental perinatal hablamos de ver el árbol y ver el bosque, nos referimos a la importancia de percibir el contexto en el que se encuentra cada díada madre-bebé. Si no somos capaces de ver el bosque que rodea a cada puérpera, difícilmente vamos a ser capaces de comprenderla, menos aún de ayudarla. Cuando una madre sufre una depresión posparto, su percepción del mundo cambia radicalmente. Se siente atrapada, puede ser que sienta pena de su bebé («le tocó la peor madre») o que lo rechace («no me atrevo a decir que mi bebé me parece fea»). Algunas sienten

Ibone Olza (1970) es madre, doctora en Medicina, especialista en psiquiatría infanto-juvenil y perinatal, y una de las fundadoras de El Parto es Nuestro. En la actualidad dirige el Instituto Europeo de Salud Mental Perinatal y es consultora de la Organización Mundial de la Salud. Ha publicado los libros *¿Nacer por cesárea?* (2005, con Enrique Lebrero Martínez), *Hermanos de leche* (2011), *Lactivista* (2013), *Parir. El poder del parto* (2017), *Psicología del embarazo* (2020, con Patricia Fernández Lorenzo), *Palabra de madre. El poder de la maternidad* (2022) y *Gestar. El creativo origen de la vida humana* (2024).

mucha pena y lloran, otras más bien describen un no sentir nada que da miedo, no sentir amor por su bebé, o directamente verbalizan las ganas de salir corriendo. A veces llegan a nombrar las ganas de acabar con todo, de no despertarse nunca más, de morirse. Otras no lo nombran, pero lo piensan mientras sonríen a quien les dice que vaya bebé bonito que han tenido, que vaya suerte, que seguro lo están disfrutando muchísimo. Por algo se le llama la «depresión sonriente»: muchas madres son expertas en ocultar el infierno en que se convierten esos primeros meses con sus bebés. Inmersas en el lodazal de la depresión posparto, no se creen que se puedan curar, piensan que disfrutar de la vida se les ha acabado para siempre, que van a tener que pasar el resto de sus días protegiendo a su criatura de toda suerte de peligros y tragedias posibles que su cabeza no cesa de imaginar.

Pensar en la depresión posparto sin ver el contexto, el bosque, es peligroso. Se corre el riesgo de culpar —aún más— a las mujeres. De tacharlas de malas madres, de débiles, de peligrosas, de abandónicas, aumentando así su sufrimiento y el de sus bebés. Este libro permite ver el bosque que rodea a cada madre reciente que no logra disfrutar de su bebé por más que lo haya deseado y buscado, durante años incluso. El bosque es esta sociedad occidental y patriarcal que no cuida a las madres ni honra o celebra la maternidad. Si en *Maternidades precarias* Diana Oliver nos mostró hasta qué punto la sociedad capitalista pone difícil llegar a ser madre —ese «privilegio precario» gráficamente nombrado por la autora—, aquí avanza por ese camino poniendo el foco en las que más sufren al convertirse en madres. Con una avalancha de datos e historias hábilmente trenzadas, va dibujando un retrato panorámico que nos permite entender hasta qué punto el sufrimiento de las madres tiene que ver con una suma de violencias y descuidos.

En el cuento del traje nuevo del emperador, el niño señala lo obvio que nadie nombra: el emperador está desnudo. Las madres que atraviesan un posparto durísimo necesitan que alguien les señale que no son las únicas, que la sociedad patriarcal se ensaña con ellas y sus criaturas, porque, en el origen, «patriarcado» significa precisamente eso: que las criaturas son de los padres, que el poder es del *pater* y que las madres solo importan en tanto que portadoras y contenedoras de la nueva vida. Esa clave permite ver que lo que cuenta y describe Diana en este libro es una característica esencial del sistema patriarcal: ocuparse de las embarazadas en tanto que incubadoras de ese valioso «producto» fetal y final. Nunca es inocuo el lenguaje: los bebés de FIV se nombran como «fetos valiosos», las revisiones en posparto son «del bebé sano», etcétera. No hay espacio pensado para cuidar y acompañar a las madres una vez el bebé ha salido de sus vientres, todo gira en torno al bebé y muchas se sienten ignoradas, abandonadas e invisibles. Qué pena. Si el seguimiento tan estrecho que en la actualidad se hace de los embarazos incluyera la salud mental de las madres, buena parte de estos problemas se podrían evitar directamente. No hay más que ver la ansiedad que les genera a muchas acudir a las consultas de obstetricia, donde se les abruma con la información de cualquier mínimo indicio de problema, pero casi nunca se les pregunta cómo se sienten ni cómo va la relación con su pareja, aspectos más importantes que los milímetros del fémur fetal.

Este libro describe el escenario del posparto desde una perspectiva que permite visibilizar las violencias que lo atraviesan y condicionan en toda su crudeza. La violencia de género se recrudece en el embarazo. La noticia de la paternidad inminente desestabiliza a algunos hombres y agrava sus conductas violentas y autodestructivas. Si en Estados Unidos la primera causa de muerte en el embarazo es el homicidio, en nuestro país no sabemos cuántas de las complicaciones graves de la preñez son causadas por esa violencia porque no se han investigado, pero sí sabemos que las agresiones físicas o verbales durante la gestación pueden ser causa de prematuridad, hemorragias y otras complicaciones obstétricas, y pueden igualmente dañar el desarrollo del bebé en el útero. Y a esto se suma la violencia obstétrica, otra forma de violencia de género que, como ha señalado la OMS, es universal y se manifiesta en ese trato infantilizado que reciben muchas gestantes, y más las racializadas; en no ser escuchadas o en ser directamente amenazadas cuando preguntan demasiado o presentan un plan de parto pidiendo ser respetadas y que resulta que «ofende» a algunos profesionales. Visibilizar todo esto, que habitualmente no se ve ni se considera, es uno de los grandes aciertos del libro.

El otro, preciosísimo, es su aportación a la descripción de la psicopatología materna desde la literatura. En las obras clásicas de psiquiatría y psicopatología falta la escucha a las madres. Oliver ha recorrido la literatura buscando esto que tampoco se suele ver: las escritoras que han hablado en primera persona o a través de sus personajes sobre el lado más oscuro de la maternidad. Hace una selección de citas y bibliografía exquisita y deliciosa, que hace que este libro pueda y deba funcionar también como compendio de psicopatología maternal partiendo del conocimiento de muchas escritoras y de una periodista que lo sintetiza brillantemente.

Es un escenario complejo. No hay una salida fácil, pero libros como este ayudan a ver el bosque, a visibilizar la enorme secuencia de carencias que preceden a un suicidio materno o a un infanticidio en el contexto de una psicosis posparto, y a comprender el sufrimiento previo. Necesitamos un cambio de mirada, poner las necesidades de las más vulnerables en el centro, priorizar los cuidados desde el inicio de la vida. Es preciso que los profesionales de la salud mental se formen para poder atender a las madres que sufren un trastorno en el puerperio sin cargarse innecesariamente la lactancia ni producirles más traumas, pero también que los profesionales de la maternidad implementen el cribado y el cuidado de la salud mental desde la preconcepción. El primer punto que señala la guía de la OMS para la inclusión de la salud mental perinatal en los servicios de atención materno-infantil es precisamente erradicar el maltrato en las instituciones sanitarias.

Deberías alegrarte señala una hoja de ruta, difícil, pero la única posible. Cuidar de manera exquisita a las madres, escucharlas. Validarlas. Desculpabilizarlas ayudando a comprender el contexto: una sociedad patriarcal que roba a las mujeres el poder de disfrutar de su maternidad. «Dadme otras madres y os daré otro mundo» es la frase de san Agustín que con frecuencia se cita para aludir a la importancia de la crianza. Igual tras leer este libro podemos pensar en darle la vuelta: dar otro mundo a las madres. Nunca fue más urgente hablar de la salud mental de las madres. Gracias, Diana.

IBONE OLZA

A Diego, que se fue mientras escribía este libro

A mis amigas, las que llegaron antes o después,
que saben lo que es el equilibrio imposible

1. LA LOCURA DEL POSPARTO

El 20 de diciembre de 2015 me convertí en madre y enloquecí.

MAR GARCÍA PUIG,
La historia de los vertebrados

La noche llegó de puntillas a la habitación que ahora está en penumbra. Las cortinas abiertas han dejado que la luna se pose en los contornos de la pequeña cuna de madera y sábanas blancas. Al fondo, una cama alta arrulla a la mujer que descansa sobre los rojos almohadones rellenos de plumas de ganso. Se llama Rafaela y acaba de cumplir veintiún años muy lejos de la que considera su casa. Es ella quien ha bordado las sábanas para su retoño con sus propios vestidos y la que ha cosido el pequeño colchón de raso azul. También es la mujer que ha estado los últimos tres meses de embarazo sosteniendo el luto por su padre como quien pretende sostener una montaña. Lo echa tanto de menos que a veces piensa que, si no fuese por el bebé que está en camino, no podría con tanta pena. ¿Qué sería de ella sin esa luz que crece en su interior?

En la habitación hace un calor sofocante pese a que el otoño ya ha teñido de ocre las calles que aguardan al otro lado de la ventana. El doctor Soto, que no se ha movido del lado de

Rafaela desde que comenzó el parto, contempla el tiempo detenido. Tras la última contracción, la más difícil, la mujer a la que acompaña se ha quedado adormilada. Sabe que el final está a punto de llegar, que esta pausa es lo que demanda el cuerpo agotado de Rafaela para seguir. Al otro lado de la puerta se oyen pasos y de vez en cuando alguna conversación susurrada. La doncella entra y sale de la habitación trajinando con una jarra de agua y toallas que se empapan rápido con el sudor.

—¿Doctor Soto? —pregunta Rafaela con un hilo de voz—. No creo que pueda soportarlo más.

Y antes de que el doctor pueda dar ánimos a la parturienta, comienza de nuevo el baile de contracciones. Una, dos, a la tercera ya asoma la cabeza. Una más, dos, y Rafaela recibe en brazos a su hija. Es preciosa, se dice, y aspira su olor desde el vientre, y al hacerlo siente la fragilidad como nunca antes la había sentido. Abraza el cuerpo mojado, resbaloso, y se lloran la una a la otra.

En ese preciso momento la puerta de la habitación se abre y una mujer tan grande como una casa le arrebata de los brazos a la niña, que ni siquiera ha llegado a prenderse del pecho.

—Se llamará Alicia y la criará la nodriza. La decisión está tomada y no hay nada que puedas hacer —le dice el padre de la niña al entrar en la habitación. Su marido ha elegido una nodriza para criar a la hija que ahora le pertenece solo a él. No quiere que la madre esté en contacto con ella ni un solo momento, no sea que se le pegue ni una pizca de su blando carácter.

La niña, que iba a llamarse María, como su abuela materna, desaparece de la vista de su madre, que ha empezado a gritar y a llorar con un desgarro tan horrible que nadie de los allí presentes cree ser capaz de soportar.

El doctor Soto sabe que no podrá convencer a aquel hombre para que cambie de opinión. Y sabe también lo que le ocurrirá a Rafaela: ya le ve en los ojos la oscuridad que la devorará.

* * *

La historia de Rafaela, de la que me he permitido hacer una adaptación libre, se encuentra en *El ángel del hogar* (1857), el libro más conocido de María del Pilar Sinués, una de las escritoras españolas más prolíficas del siglo XIX: publicó más de cien obras, entre las que se incluyen novelas, ensayos, poemas y artículos periodísticos en los que se condensaba el ideal de la mujer de la época y sus roles. Sus textos, que tenían una orientación pedagógica, se dirigían fundamentalmente a mujeres burguesas, que debían asumir el papel de esposas y madres con una heroicidad exquisita. Así lo reflejan sus personajes, que se enfrentan a las dificultades y sufrimientos —causados por injusticias o traiciones— siempre con resignación y una fortaleza religiosa. Solo así, en la paz doméstica,[1] estas mujeres podrán alcanzar la felicidad.

En España, los llamados «manicomios» se llenaron durante décadas de mujeres como Rafaela a las que el patriarcado zarandeó a su antojo y a las que después encerró. Mujeres que no encajaban en el puzle de normas, roles y usos admitidos. También acabaron en ellos mujeres con enfermedades mentales no aceptadas o mal diagnosticadas. En *Nueve nombres,* la psiquiatra María Huertas recoge algunas de esas historias del manicomio de Bétera (Valencia). Felipa, por ejemplo, la abuelita del pabellón, de la que las monjas decían que se quería matar llevándose al hijo por delante. O la de María Jesús, que ingresaba después de cada parto, a petición de su marido, y en cuanto remontaba, la dejaban volver a casa. También la de María, que tuvo un parto prematuro como consecuencia de la muerte de su pareja y después se sumió en un pozo de abatimiento y tristeza. Su madre la ingresó en el manicomio, y allí se quedó olvidada (y medicada) durante dos décadas.

A lo largo del tiempo, los cambios sociales han influido en la concepción de las enfermedades mentales perinatales. Quizás también en la propia salud mental de las mujeres. Conocer cómo estas enfermedades han sido percibidas e interpretadas desde la mirada externa y cómo han sido tratadas en diferentes momentos abre una pequeña ventana a la que asomarse para intentar comprender cómo han expresado las madres su malestar mental y qué factores han podido influir en el mismo en diferentes momentos y contextos culturales.

Lo que se atisba no sorprende: el camino es largo y pedregoso, pues la historia de las mujeres es, en gran parte, una historia de resistencia silenciada, marcada por luchas que no siguen la misma cronología que la tradicional —la de las grandes gestas históricas que han sido sobradamente narradas por la voz masculina—. A las mujeres se les ha asignado un papel secundario y se ha minimizado o ignorado su experiencia. Las fuentes históricas son escasas y difíciles de encontrar; muchas veces, están ligadas a lo cotidiano, y de lo cotidiano no siempre queda constancia documental.

El malestar mental de las mujeres, sus trastornos, en particular los relacionados con la maternidad, han sido, tradicionalmente, o bien desestimados, o bien interpretados desde dos enfoques dominantes: el místico, que da a los síntomas explicaciones espirituales y sobrenaturales; y el científico, que busca explicaciones más racionales, aunque siempre dentro del marco de la medicina patriarcal. La forma en que las mujeres aquejadas de lo que hoy denominamos problemas de salud mental han sido examinadas y tratadas refleja las desigualdades de género y los prejuicios de cada época.

Desde aquellas que fueron vistas como seres defectuosos hasta las que llegaron a ser consideradas la encarnación del mal en sí mismas, desde las frágiles criaturas hasta las manipuladoras, las mujeres han sido deshumanizadas o patologizadas por desviarse de las normas sociales. Porque la historia de las mujeres es, también, una historia de misoginia.

Las mujeres defectuosas

Partamos de una premisa: el patriarcado siempre ha considerado a las mujeres seres inferiores, defectuosos, en comparación con los hombres. Esta concepción de la inferioridad innata de las mujeres —y la patologización de la feminidad— no surgió de forma espontánea, sino que fue amasada lentamente a lo largo de diferentes periodos históricos y en diversos contextos culturales y sociales. La idea de que las mujeres son por naturaleza más vulnerables a desequilibrios emocionales y físicos que los hombres ha justificado infinidad de prácticas sociales y médicas que han limitado su autonomía y su libertad. ¿Cómo afecta algo así a la salud mental de las mujeres?

Cruzo algunos mensajes con Marga Sánchez, catedrática de Prehistoria, divulgadora y autora del libro *Prehistorias de mujeres.* En su ensayo recorre las contribuciones de las mujeres en las sociedades prehistóricas —también fueron cazadoras, guerreras y líderes— y critica cómo la arqueología, sin una perspectiva de género, ha invisibilizado su papel. Cuenta que no es posible encontrar aquí referencias a la salud mental materna: «Es imposible. No me atrevo a hablar de otros periodos, pero no podemos saber nada de eso en esta etapa de ninguna de las maneras».

Es difícil diseñar una línea del tiempo de la salud mental de las mujeres, pero parece lógico colocar la casilla de salida en el antiguo Egipto. En el *Papiro de Kahun,*[2] considerado el primer texto conocido dedicado a la ginecología, se registran por primera vez los trastornos atribuidos al útero, atribuciones que reaparecerán en un documento posterior (el *Papiro de Ebers, circa* 1600 a. C.) relacionadas con convulsiones y ahogo provocados por un «útero errante». El texto detalla también los tratamientos para hacerlo regresar a su posición natural: si el útero se desplazaba hacia arriba, se usaban sustancias malolientes cerca de la nariz y de la boca; si descendía, se colocaban cerca de la vagina. Así, los antiguos egipcios sentaron las bases de una interpretación uterina de los trastornos femeninos que más tarde influiría en la medicina griega y en la larga historia de la llamada «histeria».

El útero ha sido el origen de los males de las mujeres también para pensadores como Platón y Aristóteles y para médicos como Hipócrates y Galeno, que consideraban el cuerpo femenino más defectuoso que el masculino. Para Aristóteles, las mujeres eran «hombres incompletos», por lo que su función está subordinada al varón. Platón afirmaba que el útero es «un ser vivo que habita en la mujer con el deseo de engendrar hijos». Creía que cuando el útero no cumplía ese deseo, se indignaba y comenzaba a viajar por el cuerpo ocasionando sufrimientos y enfermedades de todo tipo.

En la antigua Grecia, a finales del siglo V a. C., irrumpe otra palabra que, junto con histeria, formará parte de tratados y escritos hasta finales del siglo XIX: melancolía (μελαγχολία), que literalmente significa «bilis negra». Este concepto es utilizado en la teoría de los humores de Hipócrates, según la cual el cuerpo humano tenía cuatro humores que debían estar en equilibrio: flema, sangre, bilis amarilla y bilis negra. Cuando esta última se encontraba en exceso en el cuerpo, se identificaba con determinados síntomas semejantes a lo que hoy podríamos interpretar como trastornos emocionales: tristeza, irritabilidad, desánimo, angustia. El color negro forma parte de nuestras más espléndidas pesadillas. Negras son las aguas del río Aqueronte, que separaba el mundo de los vivos del mundo de los muertos para los griegos. Negra es la noche, la vestimenta del duelo, las volubles sombras, el interior de un armario, el futuro inexistente.

En las ediciones más recientes del *Diccionario de la Lengua Española* se define la melancolía como «Tristeza vaga, profunda, sosegada y permanente, nacida de causas físicas o morales, que hace que quien la padece no encuentre gusto ni diversión en nada». Como un río, en los últimos 2400 años, el término ha ido arrastrando diversos estados emocionales y psicológicos. Al principio, se la entendió como tristeza o nostalgia, pero con el tiempo ha ido acumulando otras: desde el tedio y la apatía hasta la desesperación y la locura, absorbiendo a su paso todo cuanto se le acercaba. Hoy, la melancolía es considerada, como recuerda el historiador Jesús María Usunáriz, la madre de nuestra depresión moderna.[3] Pero advierte que es fácil enmarañarse en un «diagnóstico retrospectivo», como si hubiéramos caído en una tela de araña, cuando se desea poder aplicar definiciones modernas de síntomas o enfermedades a textos antiguos sin tener en cuenta la evolución del concepto de enfermedad mental y las diferencias en cómo los médicos entendían estas patologías o padecimientos hace cientos o miles de años.

Las teorías sobre los desequilibrios de los humores siguieron teniendo una gran importancia durante toda la Edad

Media y crearon a lo largo de los siglos una determinada imagen (unas veces idílica, otras más realista) sobre las formas y efectos de la melancolía. En su obra *De passionibus mulierum ante, in et post partum (Sobre las pasiones de las mujeres antes, durante y después del parto),* Trotula de Ruggiero, considerada una de las primeras ginecólogas, aborda en el siglo XI los problemas de salud de las mujeres en el contexto del embarazo y del posparto.[4] Menciona síntomas como el desánimo, la tristeza y la falta de energía en mujeres que atraviesan complicaciones tras el parto, y adapta las teorías de los humores a las necesidades específicas de la salud femenina: «Si el vientre es demasiado húmedo, el cerebro está lleno de agua y la humedad se corre a los ojos y obliga a derramar lágrimas». La temeraria Trotula revolucionó la medicina medieval al cuestionar creencias establecidas sobre la menstruación y la infertilidad. Además, defendió el uso de hierbas para aliviar el dolor del parto y propuso prácticas higiénicas[5] para la prevención de infecciones. Se anticipó a conceptos fundamentales de la medicina moderna, como si hubiese podido contemplar el futuro.

El pecado original

Quiere que quede constancia. Dejar por escrito lo que ha vivido. Sabe que todo lo que ha ocurrido es importante y puede ayudar a otros a encontrar el camino. Lo piensa mientras la lluvia golpea con fuerza la ventana. Pronto la humedad se tornará densa y recorrerá las paredes de la casa. Le duelen los huesos como si le clavaran agujas de hierro.

Se llama Margery Kempe y acaba de cumplir sesenta años. Aunque viene de una buena posición social y económica, no sabe escribir. Ha oído hablar de un hombre de origen inglés que vive con su mujer en Alemania. Quizás él pueda ayudarla a explicarle todo. Que a los veinte años se casó con un burgués respetable llamado John Kempe, y que poco después quedó encinta. Que el embarazo la sumió en una enfermedad horrible que la desgastó profundamente y que, tras el parto, su vida cayó en una oscuridad tan profunda que sintió que solo podía esperar la muerte. Durante seis meses, fue asediada por visiones perturbadoras, a menudo demoníacas, que la instaban a abandonar su fe, su familia. Experimentó entonces místicas revelaciones que la guiarían el resto de su vida por el camino de la perfección hasta alcanzar la salvación. Sabe que no le queda mucho tiempo. Que debe contarlo.

En el siglo XV, Margery Kempe dictó a dos amanuenses su trayectoria vital en un libro que ha llegado hasta nuestros días en diversas ediciones. Se considera que es la primera autobiografía en lengua inglesa, pero también es el único relato que se ha encontrado hasta el momento de lo que hoy podríamos entender como síntomas de depresión y psicosis posparto.[6] Pese a no querer tener más descendencia debido a aquella primera experiencia traumática, Margery dio a luz a otros trece hijos a lo largo de dos decenios. La maternidad era un destino ineludible, y lo ha seguido siendo. Incluso hoy, cuando aparentemente hemos atravesado el tiempo y el espacio de infinidad de cambios sociales hasta alcanzar un trampantojo de libertad, lo cierto es que muchas mujeres sienten que ser madre es aún una imposición social. Un estatus. Una casilla que marcar. Margery lloraba y sollozaba, tenía pensamientos suicidas y alucinaciones, sentía gran culpa por sus pecados pasados, y la tristeza la corrompía. Pero nunca dejó de insistir en la divinidad de sus experiencias; algo que incluso la llevó a enfrentarse a la religiosidad dominante y a caminar siempre al borde de ser acusada de herejía.[7] Los síntomas que padecía se transformaron en el motor de su devoción, y Margery logró hacer de la enfermedad su forma de estar en el mundo.

En la Edad Media, las interpretaciones de estas vivencias estaban profundamente influenciadas por creencias religiosas y espirituales. Episodios que hoy podrían diagnosticarse como trastornos mentales eran a menudo vistos como manifestaciones de la fe. Como explica la historiadora María Jesús Fuente en *La luz de mis ojos. Ser madre en la Edad Media,* en aquellos siglos, las patologías asociadas al embarazo, al parto y al posparto se atribuían a la «maldición de Eva» por el pecado original —de nuevo, las mujeres defectuosas— o a «la posesión del demonio». No es extraño que Margery mencionara tantas veces en el libro cómo los demonios tomaban el control de sus pensamientos hasta anularla. La Iglesia consolidó y expandió las actitudes misóginas, basadas principalmente en la asociación de la mujer con el pecado, la tentación y el diablo. Y se reforzó la idea de que la mujer debía ser sumisa y estar controlada.[8]

Religión y ciencia tienen una larga historia de tensiones y rencillas, aunque las fronteras entre ambas en la Edad Media no fueran siempre nítidas.[9] El deseo de explorar el conocimiento se cruzaba a menudo con la necesidad de mantener la pureza religiosa, pero había quienes buscaban cómo negociar y articular un equilibrio entre la razón y la fe. Una abadesa y mística alemana del siglo XII, Hildegarda de Bingen, intentó una feliz convivencia entre ambas proponiendo una perspectiva religiosa de la teoría de los humores: el origen de la bilis negra debía atribuirse al pecado original.[10] Según esta visión, la melancolía era un defecto del alma cuya manifestación se observaba en un desorden de la mente.[11]

¿Cómo llegar a saber qué sentía una mujer recién parida en plena Edad Media? ¿Cómo le afectaba la fragilidad que se le atribuía? ¿Qué atenciones y cuidados recibía? ¿Cómo influían sus condiciones de vida en la experiencia? No tenemos documentos detallados que puedan responder estas preguntas y sirvan para encender la luz en esta habitación en penumbra que es la salud mental de las mujeres antes de que los médicos del siglo XVII comenzaran a escribir tratados específicos sobre todo lo relacionado con la vida reproductiva de aquellas. Me gusta pensar que si a través del arte se han podido llegar a observar hoy enfermedades físicas de las personas retratadas —el cáncer de mama, por ejemplo, puede distinguirse en algunas pinturas—, quién sabe si el arte no nos puede susurrar alguna clave. ¿Qué las salvaba, por ejemplo? En un territorio de misoginia y opresión, en el que las mujeres no son soberanas de sus procesos, se intuye que nunca estaban solas. En *El nacimiento de la Virgen*[12] de Luis de Morales, un ama de cría —con la bebé perfectamente fajada, como era costumbre en la época—, una comadrona —que aparece con un plato de sopa porque inmediatamente después del parto se alimenta a la mujer para recuperarla— y otra mujer cargada con un obsequio —imaginemos que es su vecina— salvaguardan el momento inmediato tras el parto. El dolor y el cansancio, sostenidos.

Los cuadros y los textos sobre la vida de los santos (hagiografías) y las reinas son máquinas del tiempo que nos transportan a los distintos escenarios en los que se han desarrollado embarazos, partos y pospartos. Según explica Cira Crespo, historiadora y autora de *Maternalias* y (con Mariona Visa) de *Madres en red. Del lavadero a la blogosfera,* todas las culturas han contemplado la vulnerabilidad física y mental de la madre reciente, pero la madre reciente nunca estaba sola:

> Para este momento tan delicado para la salud de madre y recién nacido se han dedicado rituales diversos, rezos y, sobre todo, mucha presencia. Las madres primerizas no estaban solas casi nunca. Nuestra cultura occidental actual de clase media es la gran excepción. El capitalismo y Occidente han roto los lazos de la familia extensa, vecinales, y diría que la mujer sola es más vulnerable y propensa a tener depresión posparto.

Y no es trivial que mencione específicamente este contexto, porque en entornos situados en los márgenes o que se emplazan fuera de esa clase media, las mujeres siguen sin estar tan solas. Un ejemplo claro es el pueblo gitano, en el que persisten esas redes familiares y sociales, para quienes el sentido de comunidad es (aún) fundamental. Pero, al otro lado de estas burbujas, está el invisible aislamiento o, en palabras de Annie Ernaux, «una soledad de cuartos vacíos en compañía de un niño que aún no habla, teniendo como meta un montón de tareas minúsculas sin conexión entre ellas».[13] Una soledad a la que la mujer no se hace, mientras todo sigue funcionando allá afuera.

El arte de partear

Escribe Adrienne Rich en *Nacemos de mujer:* «En el siglo XIV, la Virgen María podía ser adorada mientras a las mujeres vivas se las torturaba y quemaba por brujas».[14] En España, la caza de brujas, que se extendió durante tres siglos, fue menos feroz que en otros lugares, como Alemania o Francia, pero los motivos, muy similares: que tuvieran conocimientos de plantas y hierbas, que se rebelaran en su sexualidad, que se reunieran con otras mujeres o incluso que vivieran solas.[15]

Muchas de estas mujeres fueron parteras, una figura fundamental en la vida de las mujeres, pero minusvalorada con la introducción del pensamiento científico y el auge de la medicina. Hoy palpamos los efectos de esta lucha de poder que se remonta cientos de años atrás en la falta de matronas en centros de salud y paritorios,[16] así como en las tensiones y el deterioro que esto provoca en la atención a las mujeres en sus procesos.

Busco pistas de su papel acompañando a las mujeres en el posparto. «Las comadronas transmitían el arte de partear, pero apenas sabían leer y escribir. Asistían partos porque el arte de partear se enseñaba de madre a hija y de hija a nieta. Pero no tuvieron formación académica hasta el siglo XVIII», me cuenta Enriqueta Barranco, médica e investigadora del Instituto Universitario de Investigación de Estudios de las Mujeres y de Género en la Universidad de Granada. Las comadronas no han podido narrar lo que veían, lo que las mujeres sentían o padecían. Cómo las sostenían. El relato del estado físico y mental de las mujeres después de un parto no existe hasta una época muy reciente.

La locura puerperal

Fueron ellos, los médicos y cirujanos, quienes iniciaron los relatos de posparto. Porque hasta que empezaron también las mujeres a escribir sobre ello, ya casi en el siglo XX, lo que sabemos es a través de las voces masculinas. Cuando el mundo moderno empieza a asomarse tímidamente a través de la superficie medieval, se dan también algunos procesos significativos con respecto a la salud de las mujeres. La obstetricia primero y la ginecología después pasan a ser consideradas disciplinas con fundamentación científica, lo que vino de la mano de la incipiente entrada de los hombres en la asistencia al parto.

Hemos llegado al siglo XVII y un drama sobrecogedor llamado fiebre puerperal se desata en Europa durante doscientos años. La madre de Mary Shelley, Mary Wollstonecraft, murió en 1797 a causa de esta «epidemia misteriosa»[17] por la que las mujeres fallecen tras el parto, sobre todo en los hospitales. Aquello no fue casualidad: fue ese aumento de la atención de los partos por parte de los médicos y cirujanos, en detrimento de las parteras y comadronas, lo que trajo las infecciones que contraían. Como recuerda Adrienne Rich, muchos llegaban a los partos o a las revisiones posparto después de haber atendido enfermedades contagiosas, o de haber manipulado cadáveres, y ninguno se lavaba las manos antes de tocar a una mujer en proceso de parto. Tampoco se desinfectaban esas «manos de hierro» —los fórceps aparecen en 1596— que empezaron a popularizarse entonces. Rich habla de cómo pudo afectar a la salud mental de las mujeres que el mundo se rompiera a su alrededor:

> El espectro de la muerte, más que nunca en la historia de la maternidad, oscureció el espíritu al cual se sometía cualquier mujer. La ansiedad, la depresión, la sensación de ser una víctima para el sacrificio, todos los componentes conocidos de la experiencia femenina se volvieron más que nunca invisibles compañeros del embarazo y el parto.[18]

No fue hasta que el médico húngaro Ignaz Semmelweis comenzó a formular teorías sobre la transmisión de infecciones a través de las manos de los médicos que se inició el camino para paliar esta herida. Por supuesto, sus ideas fueron rechazadas e ignoradas durante mucho tiempo por ser contrarias al paradigma de la época, pero dejaron sembrada una semilla que otros harían germinar después. Comienzan así a preocupar los «males» del parto y del posparto. También los relacionados con las enfermedades mentales.

Tras cuarenta años de estudios y observaciones, el psiquiatra francés Jean-Étienne Dominique Esquirol publicó en 1838 un tratado sobre las enfermedades mentales *(Des maladies mentales considérées sous les rapports médical, hygiénique et médico-legal).* Fue él quien acuñó el término «locura puerperal», que incluía síntomas como delirios, alucinaciones o cambios bruscos en el ánimo. La incidencia de mujeres que sufrían esta enfermedad tras el parto era, según observó Esquirol, mucho mayor de lo que las estadísticas de los hospitales dejaban ver: la mayoría de las mujeres parían en casa en aquella época.[19] Los loquios y la leche materna parecen tener la culpa de los ataques de locura. Escribe Esquirol:

> Leuret advierte que la locura debe temerse después del parto, si los loquios corren mal o se suprimen, sobre todo si los pechos no se llenan o se marchitan. Zimmerman refiere algunos casos de manía y melancolía, consecuencia de la supresión de los loquios. El doctor Berguer ha publicado en Golinga una tesis cuyo epígrafe era: *De puerperarum mania et melancholia.* Doublet dice que la irritación láctea se dirige algunas veces al cerebro, ya sea inmediatamente después del parto o en la época de la revolución láctea. Hay, según este autor, algunas mujeres que tienen dolor en la cabeza; otras se encuentran en estupor, tienen la mirada turbia y razonan mal. De nuestras noventa y dos mujeres, dieciséis se han vuelto locas entre el primero y el cuarto día después del parto.[20]

El testigo lo recogió Louis Victor Marcé, reconocido como el padre de la psiquiatría perinatal. En 1858 publicó *Traité de la folie des femmes enceintes, des nouvelles accouchées et des nourrices,* un documento considerado el primer estudio sobre los trastornos mentales de las mujeres durante el embarazo y el puerperio. Marcé describió este periodo como un momento de enorme vulnerabilidad psíquica con el objetivo de poner toda la atención en un cuidado exquisito de la recién parida.

Imagino a aquellos médicos alemanes y franceses elaborando las complejas teorías sobre esta enfermedad que la historiadora británica Hillary Marland definió como «propia» de la época victoriana, porque pareciera que hasta este momento las mujeres no empezaron a «enloquecer» tras el parto. El cuerpo y la mente femenina se convertían así en un terreno por descubrir. También para experimentar. Paseos, lavativas, ventosas, sangrías, sanguijuelas en las caderas y en la vulva, tisanas sudoríficas... Son muchos los tratamientos para «cambiar esta disposición enfermiza del cerebro».

El papel pintado amarillo es un testimonio sobre depresión posparto muy valioso. Escrito por Charlotte Perkins Gilman en 1890, y publicado en 1892 en *The New England Magazine,* se basa en la experiencia autobiográfica de la autora, que, a los pocos meses de nacer su hija, empezó a sufrir crisis nerviosas que ella misma refirió como «cercanas a la melancolía». Decidió acudir a un conocido neurólogo de la época para encontrar un tratamiento, pero este le aseguró que no le pasaba nada, y le recomendó una cura de descanso, con la obligación de no realizar ningún trabajo de tipo intelectual. «Vive una vida tan hogareña como te sea posible», fue su mandato. Siguió estas instrucciones durante tres meses, pero su estado empeoró tanto que finalmente decidió emprender la huida de esa vida doméstica para intentar salvarse: siguió desarrollando su trabajo intelectual y se marchó con su hija del hogar familiar. Al poco tiempo su salud empezó a mejorar y terminó por separarse, algo que en esta época era totalmente revolucionario.[21]

La narradora de *El papel pintado amarillo* es una mujer de nombre desconocido que se ha trasladado con su marido, John, a una mansión colonial en el campo para cambiar de aires. Tanto él como el hermano de aquella aseguran que no le pasa nada, más allá de un estado de nervios o sobresfuerzo que requiere descanso y aire puro. Ella se siente incómoda en la habitación que su marido le ha asignado: las ventanas tienen rejas y las paredes un ruinoso papel amarillo, que aquí se convierte en el color de la locura («En mi vida he visto un papel más feo»). También experimenta una gran incomprensión. «John no sabe lo que sufro; solo sabe que no hay motivo para que sufra, y con eso se da por satisfecho». ¿Cuántas mujeres atravesadas por una patología depresiva han escuchado estas palabras a lo largo de la historia? «Por supuesto que es solo nerviosismo», se dice ella, pero reconoce que cada vez le cuesta más hacer tareas sencillas como vestirse, y que el niño la pone nerviosa. Un niño del que no sabemos que es su hijo hasta mediada la narración. Sus síntomas son fácilmente reconocibles con la grave situación que padece: «Lloro por nada, y así me paso gran parte del día», o «saltar por la ventana sería un ejercicio digno de elogio, pero las rejas son demasiado firmes para ni siquiera intentarlo».

La soledad, la incomprensión y la inactividad intelectual son el combustible del malestar en este relato que, como Perkins escribió después, fue un auténtico tsunami en el sector de las batas blancas: un médico de Boston manifestó que nunca debería haberse escrito porque podría provocar la locura a cualquiera; otro de Kansas dijo que era la mejor descripción de locura incipiente que había visto nunca. «La intención de este libro no era que la gente se volviera loca, sino impedir que a esas mismas personas las volvieran locas», respondió la escritora estadounidense. *El papel pintado amarillo* es la memoria de quienes no pudieron contar una experiencia como la de Perkins, y un documento clave en los primeros balbuceos del feminismo estadounidense.

Había un enorme interés en aquella locura que afectaba a las madres. Pero una cosa era que las mujeres empezaran a contar lo que experimentaban y otra cosa que en el ámbito médico se tuviera en cuenta. La prensa, en España, recoge desde mediados del siglo XIX algunas referencias a la locura puerperal. En 1872 *El Criterio Médico* mostraba los peligros de no limitar a las mujeres el trabajo intelectual:

> El Dr. Barker menciona entre las causas excitantes de la manía puerperal un hecho curioso. Asegura que en diecisiete años de práctica ha tenido que tratar trece casos de manía puerperal en mujeres de médicos, y que todas, excepto una, fueron primíparas. La causa de esta manía en todas fue la lectura de los libros de sus maridos durante el embarazo, que trataban del parto y de todas sus consecuencias en los casos graves. El Dr. Barker hace notar que las pacientes, sin excepción, eran mujeres finas, de superior educación, buena inteligencia y muy sensibles; por lo que su imaginación, sobreexcitada con los horrores que leyeron en los expresados libros, fue labrando poco a poco aquel desarreglo cerebral.[22]

El mismo periódico plantea en 1882 si se puede exigir, a nivel penal, toda la responsabilidad de la muerte del hijo a una madre con locura puerperal. Señalan que el puerperio es «un genio maléfico que se cierne sobre la mujer después del parto, que imprime gravedad extrema a todos los males, y hasta los crea».[23]

En 1883, *El Día* incluye un anuncio curioso: un premio al mejor trabajo sobre locura puerperal organizado por el manicomio de Nuevo Belén, en el pueblo de San Gervasio, Barcelona. La pregunta de la que deben partir los investigadores es si este tipo de locura constituye una entidad nosológica distinta de las demás vesanias.[24]

El Estandarte menciona en 1884 el carácter genético de este mal: «En la locura puerperal, en el embarazo, en el parto y, finalmente, en la lactancia, por ejemplo, suelen desarrollarse gérmenes transmitidos hereditariamente».[25]

También hay casos de lo que parecen episodios de psicosis posparto con finales terribles en los que las madres son claramente culpables para la prensa. En 1891, *El Imparcial* se hace eco de un suceso cometido «por una fiera humana, que no mujer». Estaba casada y tenía ya dos hijos previos; llegó al hospital para dar a luz al tercero:

> Siguiendo las prácticas del establecimiento, se la alojó inmediatamente en la sala destinada a las parturientas. La mujer, convenientemente asistida y cuidada, dio a luz con total felicidad. Sin embargo, al momento del parto, se dio cuenta de que el recién nacido estaba en mal estado. Los médicos que acudieron al lugar observaron que el niño presentaba evidentes lesiones en el cuello, lo que indicaba que había sido estrangulado. Se practicaron de inmediato las maniobras necesarias, y se supo que la madre, aparentemente, había ahogado con sus propias manos al fruto de sus entrañas. Los testigos del suceso manifestaron que habían oído llorar al niño y que la madre le había administrado varias veces la poción que el médico de cabecera había recetado para ella. La madre no negó los hechos, sino que los confirmó, explicando que lo había hecho porque el llanto de la criatura le molestaba. Además, añadió que las lesiones en el cuello del niño las había causado ella misma al pellizcarlo. El juzgado de instrucción del distrito, apenas tuvo conocimiento del hecho por oficio del prior, inició las diligencias sumariales correspondientes, dictando el procesamiento y

> la detención de la madre, quien será encarcelada en cuanto su estado lo permita. Se ignora si se trata de una locura puerperal o de un refinamiento de crueldad horrible. El hecho ha causado una impresión horrorosa en toda Barcelona.[26]

Los tratados y las conferencias de los médicos de la época, así como los periódicos, desvelan algunas huellas de lo que hoy identificamos como trastornos psiquiátricos. Es fácil pensar que los cambios que se produjeron durante el siglo XIX —incluidas las nuevas concepciones acerca de la maternidad y el estatus de las mujeres— pudieron desatar una «epidemia» de trastornos mentales en las madres. Y ocurrió que justo en este espacio de tiempo, que entrelaza el final del siglo XIX con el principio del XX, confluyeron las nuevas concepciones científicas de la mente y un incipiente interés por la salud mental de las mujeres.

Sobrevivir a la locura

Las interpretaciones de la enfermedad mental que acecha en el posparto han sufrido la metamorfosis que los cambios sociales, políticos, económicos, científicos y, por supuesto, religiosos han predispuesto. La industrialización y la aparición del proletariado, que comenzó a poblar las ciudades, dibujaron un nuevo mapa de estructuras familiares y formas de vida. Poco a poco se fue modelando un hogar que sirviera como «refugio del mundo exterior».[27] El hogar particular, privado, cerrado, que ya no era parte del mundo, sino un mundo aislado, también fue delimitando (más) los espacios y fronteras para las mujeres. Las ideas feministas, gestadas al calor de la Revolución francesa primero, y de las sufragistas y abolicionistas después, analizaron y cuestionaron los discursos sobre los roles de género y la domesticidad.[28] También el concepto de maternidad, y de lo que suponía ser madre, fue protagonista de los vaivenes de su tiempo.

En España, desde mediados del XIX, y especialmente a finales de ese siglo, conviven dos elementos que, como alfareros, moldean lo materno. A un lado del torno, las pensadoras, escritoras y periodistas que reclamaron una educación para las mujeres con el fin de combatir los discursos misóginos sobre la inferioridad femenina; una educación que en muchas ocasiones se justificaba por el deber de instruir a su vez a los hijos o incluso de estar a la altura del marido, pero que «abría la ventana a la dignidad personal»,[29] y ampliaba los límites del hogar privadísimo otorgándoles un estatus. María Pilar Sinués y su «ángel del hogar», por ejemplo, pero hubo otras como Ángela Grassi, Joaquina García Balmaseda, Faustina Sáez de Melgar, Patrocinio de Biedma, Rosario de Acuña... La literatura moral y pedagógica dirigida a la mujer (burguesa) modeló el ideal decimonónico femenino (y materno) que, como explica la investigadora Isabel Molina Puertos, es moderno y no conservador porque las sociedades liberales se construyeron a partir de la construcción de la nueva mujer.

Al otro lado, el movimiento higienista español,[30] promovido por los médicos, que tenía el objetivo de cincelar una maternidad moderna, basada en la instrucción de las madres, para «regenerar» la sociedad. Corresponde a las mujeres que tienen hijos cumplir con los mandatos de la naturaleza y la moral, y la responsabilidad de convertir a aquellos en personas válidas. Se asentaron así los pilares de ese edificio que es la profesionalización de la crianza, en el que tantas mujeres siguen buscando hoy la puerta que conduce a la madre adecuada. Las exhortaciones de los médicos y las ficciones domésticas moralizantes que aparecían en libros, revistas y periódicos utilizaban, además, como método de presión las enfermedades físicas y mentales: aquellas que trasgredieran los papeles sociales determinados biológicamente se condenarían a sí mismas o a su familia. Rafaela —el personaje creado por Sinués— cayó en la oscuridad más profunda por no aceptar su destino, que no era otro que el que decidía su marido. ¿Fueron las madres burguesas las que más padecieron las enfermedades nerviosas? ¿Pudieron influir estos preceptos moralizantes en su salud mental? ¿Qué sabemos de las campesinas, proletarias o nodrizas? ¿Qué hilo invisible une a las madres del pasado y del presente en sus angustias?

Tras el nacimiento de su hijo en 1924, la escritora estadounidense Emily Holmes Coleman fue internada en un hospital psiquiátrico durante dos meses. Poeta y articulista prolífica, hizo una aportación importante al retrato de la psicosis posparto, la hermana mayor de la depresión posparto, con *Un manto de nieve,* un libro en el que ficcionaba su experiencia personal a través de un *alter ego:* Marthe Gail. La novela, heredera de *El papel pintado amarillo,* describe a la perfección los síntomas, pero también el lugar, los médicos y enfermeras y los tratamientos que recibían las mujeres internadas. Puertas que se cierran, luces rojas, ventanas con barrotes, sábanas pesadas que la inmovilizan en la cama y el miedo que circula en las visiones fantasmales. Escribe Holmes: «¿Cómo podían esperar que durmiera cuando estaba pasando por todo aquello?».

La presencia de mujeres diagnosticadas de locura puerperal que fueron internadas desde mediados del XIX hasta la década de 1970 en España ha sido documentada escasa y dificultosamente. Ninguna sorpresa. Los escenarios de internamiento son múltiples —las celdas de «dementes» y las salas de observación de los hospitales, las cárceles y, por supuesto, los manicomios— y esto complica el obtener información clara. Además, los historiales clínicos de mujeres aquejadas de alguna enfermedad mental durante el posparto son muy incompletos y, en muchos casos, carecen de un diagnóstico claro.[31] Como recuerda Celia García-Díaz, psiquiatra y profesora de la Universidad de Málaga, trasgredir los roles femeninos tradicionales podía ser un motivo suficiente para acabar ingresada en una institución psiquiátrica. «Por problemas familiares, discusiones, peleas, hábitos alcohólicos, comportamientos sexuales no reconocidos como normales en la época o incluso por ideario político, las mujeres estaban sujetas a internamiento», explica en una entrevista.[32] El enfado o la ira no eran emociones aceptadas en las mujeres, por lo que también eran considerados como síntomas de locura. En referencia a todas las mujeres que fueron internadas a lo largo de varias décadas, María Huertas Zarco se pregunta en *Nueve nombres* [2021] quiénes eran las locas y quiénes eran las cuerdas en una sociedad patógena, represora y alejada de los derechos humanos.

Desde los años cuarenta, en España, además de los lugares de internamiento —improvisados o específicos— que quedaron tras la Guerra Civil, el Patronato de Protección a la Mujer se convirtió también en un espacio de reclusión. La finalidad de este órgano era asentar los principios fundamentales de la ideología impuesta por la dictadura franquista, entre los que se encontraba, por supuesto, la «dignificación moral de la mujer».[33] Es decir: salvar a las mujeres extraviadas. Esas eran las que no cumplían los roles asignados, las insumisas y rebeldes. En los centros concertados, como el centro maternal de Nuestra Señora de la Almudena, conocido popularmente como Peñagrande, acabaron muchas jóvenes que se habían quedado embarazadas fuera del matrimonio y que, además de transitar la ruptura con su familia y con su entorno, tuvieron que enfrentarse a unas condiciones sórdidas y en muchas ocasiones al robo de sus bebés. A algunas madres se las separaba forzosamente de sus hijos, a otras las convencían para que los dieran en adopción tras el nacimiento o las engañaban diciéndoles que el bebé había muerto.

Según explica María Palau Galdón, periodista e investigadora sobre memoria democrática con perspectiva de género, no hay alusiones a un «diagnóstico» de trastornos mentales puerperales en los archivos de esta institución, tal y como lo entenderíamos hoy, lo que no quiere decir que no se dieran. De hecho, existen informes de estudios psicológicos, e incluso en Peñagrande había un servicio de psicología específico que atendía a las embarazadas cuando presentaban «síntomas de perturbación mental» o «debilidad mental». En algunos de esos informes se recomienda que, tras el nacimiento, la madre sea internada «en un centro adecuado a su estado mental» y el bebé pase directamente al cuidado del hogar de turno. Palau publicó en 2023, con la también periodista Marta García Carbonell, *Indignas hijas de su Patria. Crónicas del Patronato de Protección a la Mujer en el País Valencià,* una completa investigación que nos acerca a lo que pudo vivirse en estos centros. Cuenta María Palau:

> Tanto las supervivientes de las maternidades como de los reformatorios en general del Patronato tienen diagnósticos relacionados con la salud mental; el «menor» de ellos, estrés postraumático. Al hecho traumático de la privación de libertad se sumaba la ruptura radical con la familia (en muchísimos casos era la propia familia quien denunciaba a estas jóvenes o quien las internaba sin denuncia de por medio) y ni siquiera podemos hablar de separación de la pareja, pues en muchas ocasiones estos embarazos eran producto de una violación.

Las internas se veían obligadas a realizar trabajos forzados, incluidas las embarazadas de ocho o nueve meses, pero también después del parto, con chantaje incluido de no poder dar de mamar a sus bebés hasta que no acabaran las tareas. No existían garantías sanitarias durante el embarazo, el parto y el posparto, y durante el parto el trato era inhumano. Las monjas les decían frases como «si te diste el gusto, ahora aguanta el disgusto», «no te quejabas tanto cuando lo tenías encima» o «¿quieres un espejo para ver cómo pare una perra?».

Contacto con Patricia Morini. Nació en Peñagrande en 1971, pero su madre nunca le ha hablado de ello. No sabe cómo vivió su nacimiento ni su posparto, porque lo que ha ido descubriendo lo ha hecho gracias a otras mujeres que estuvieron allí. «He hablado a lo largo de los últimos trece años con muchas personas que pasaron por alguno de los centros del Patronato y veo que no hay relaciones sanas entre las madres y sus hijos», lamenta por teléfono. Y añade algo que es clave para entender el sistema que se establecía: «Se robaron muchos bebés, se presionó para que se dieran en adopción, pero a mí me robaron a mi madre». El carácter de su madre, así como su salud mental, se vieron seriamente deteriorados. Dice Morini que es seguro que la depresión posparto no solo se daba, sino que interesaba porque era un mecanismo de coacción:

> Imagina vivir un embarazo en este contexto de opresión, y un parto con lo que ahora llamamos violencia obstétrica. Llegaban al posparto muy mal. La idea que este sistema les transmitía era: tienes un problema, que es este bebé; si lo das, se soluciona el problema.

A Chelo Alfonso le robaron el hijo en la casa cuna Santa Isabel de Valencia. Al nacer se lo llevaron, como era habitual en esta época, pero nunca volvió a verlo. Pasó por varios reformatorios del Patronato y, durante el embarazo, por el Santo Celo, más conocido como Casa del Pecado Mortal. Después siguió la institucionalización en otros reformatorios. Durante décadas ha pasado por un proceso para entender que no era la culpable de absolutamente nada de lo que le había pasado.

> Cuando no queda más remedio que sobrevivir, lo resuelves como puedes. Llorar, autolesionarte, rebelarte… y, al mismo tiempo, glorificar lo que te quedaba era lo habitual. La ideación suicida estuvo conmigo durante años.

Muchos de estos centros estuvieron activos hasta la década de los ochenta, y dejaron un reguero de madres enfermas e hijos arrebatados.

La ideología de «todo por las madres, pero sin las madres» sigue pesando aún hoy, pero lleva un bonito disfraz que a menudo impide ver sus manifestaciones. La violencia obstétrica, la escasa atención a la salud mental materna, la ausencia de políticas reales que sostengan la maternidad o la presión social que acampa en los cuerpos de las mujeres son un buen ejemplo de esa tendencia. Importa, entonces y ahora, el producto final: el bebé, promesa de un futuro mejor.

Vulnerables

La escritora y productora de teatro inglesa Verity Bargate tuvo dos hijos con su primer marido: Sam Valentine (nacido en 1971) y Thomas Orlando (en 1973). Y aunque se sabe que tuvo mala salud a lo largo de toda su vida —que acabaría a los cuarenta y un años como consecuencia de un cáncer—, es casi imposible saber si atravesó trastornos mentales en sus pospartos. La sospecha no es infundada, porque resulta que, en su novela *No, mamá, no,* Bargate describe a la perfección las emociones «torcidas del posparto». Cuando Jodie, la protagonista, tiene a su segundo hijo, experimenta una aplastante desconexión emocional, que se manifiesta con una «total ausencia de sentimientos. Ni amor. Ni cólera. Nada». Llora, se siente incomprendida, sola y muy triste. También aturdida, porque reconoce no querer a sus hijos, Matthew y Orlando, y se atisban serios problemas con su marido. Ambos esperaban tener una niña, y la desilusión de no haber cumplido con tal expectativa termina arrastrándola por los caminos de la depresión posparto y la psicosis. No sé si tiene algún significado que utilizara el segundo nombre de su hijo pequeño, Orlando, para nombrar al bebé de Jodie. Pero que esta cite a Virginia Woolf en la consulta del psiquiatra al que su marido la obliga a ir cuando sospecha que algo ocurre nos dice mucho de las consecuencias de entregarse al destino de la maternidad cuando no es lo que se desea.

Que las mujeres padecían problemas reales después del parto tardó mucho tiempo en ser reconocido. La elaboración científica de las expresiones psicopatológicas del sufrimiento psíquico en el periodo perinatal no se produjo hasta los años setenta y ochenta del siglo xx, coincidiendo —casualidad o no— con la segunda ola del feminismo. Aparecen entonces las primeras teorías de la psicología y la psiquiatría con un enfoque biopsicosocial, se cuestionan los tratamientos utilizados habitualmente y se crea una sociedad internacional para mejorar la comprensión de los trastornos mentales relacionados con el embarazo y el posparto. En julio de 1980 se logró al fin celebrar en Mánchester la primera reunión internacional sobre trastornos mentales del puerperio, con más de ciento cincuenta participantes, tras la cual se decidió el nombre de la sociedad, que pasaría a ser Marcé Internacional, en honor a Louis Marcé, autor de aquel primer tratado de psiquiatría perinatal.[34]

A finales de los ochenta también se crea una herramienta importante, que aún tiene validez para evaluar síntomas de depresión posparto: la escala de depresión posnatal de Edimburgo. Diseñada por John Cox, Jenny Holden y Rhiannon Sagovsky en la Universidad de Edimburgo, consta de diez preguntas que abordan diferentes aspectos, como el estado de ánimo, la ansiedad, el agotamiento o el interés por el bebé. Aunque no supone un diagnóstico completo, sí que es muy útil para derivar a las mujeres a consultas especializadas cuando hay una sospecha evidente.

«La idea defendida por diversos sectores de la medicina sobre la existencia de un estado depresivo en las mujeres que acaban de dar a luz, como consecuencia de cambios hormonales o psicológicos, es más un mito que una realidad». Así arrancaba en 1995 un artículo[35] firmado por César Fernández en *El País* que recogía un estudio realizado por María Pilar Matud Aznar, profesora de la Facultad de Psicología de la Universidad de La Laguna (Tenerife). Su conclusión era que, en general, las mujeres experimentan menos depresión tras el parto y, en algunos casos, pueden incluso sentirse eufóricas debido a la satisfacción por la maternidad. Diez años antes, en otra isla a miles de kilómetros de España, la psiquiatra británica Gisela B. Oppenheim ya puso en duda esta idea lanzando una pregunta con la que invitaba a hacer un análisis profundo de los factores que influyen en la salud mental materna: «¿Sirve el embarazo, como se ha afirmado a menudo, para proteger a la futura madre de la enfermedad mental?». Cuesta soltar los hilos que mantienen esa idea defendida durante siglos por los médicos de la maternidad como un estado ideal de bienestar emocional.

Cuando el 20 de diciembre de 2015 la escritora Mar García Puig parió a sus hijos, creyó enloquecer. La vulnerabilidad se posó sobre ella, como un pájaro liberado de su jaula se posa sobre una rama. El miedo más atroz surgió entonces con sus garras terribles y sus rugidos feroces. Miedo a su propia muerte, miedo a la muerte de sus hijos, miedo al miedo. «Ya no puedo morir. Soy madre», le dijo llorando a la psiquiatra que la visitó horas después del parto ante su negativa a comer y a ver a sus hijos, que estaban en neonatos, cuatro plantas más abajo. La historia de la ansiedad y la depresión que se desató tras el nacimiento de sus hijos se entrelaza con las de otras mujeres que la antecedieron en el tiempo en una novela autobiográfica: *La historia de los vertebrados.* Fue una foto de Emma Riches, internada en el hospital psiquiátrico de Bethlem en 1856 después de dar a luz a su cuarto hijo y ser diagnosticada de locura posparto, la que inspiró a la autora catalana a cartografiar la locura que sufren las mujeres, quizás para encontrar también un mapa propio de lo que estaba viviendo. «Cuando arranqué la investigación encontré muchas coincidencias que se reproducían en mi propia vida», me decía en una entrevista en la revista *Pikara* en 2023.[36]

No ha habido montaña más alta que la que esconde en su cima una posibilidad contundente: hablar abiertamente de la salud mental de las mujeres, y muy especialmente de las madres. Hay quien pudo narrarlo. Y quien lo ha investigado. También quien ha cuestionado el paradigma reinante o se ha enfrentado a los que aseguraban que en el aparato reproductor femenino se escondía el origen de todos los males. Hay ideas que amenazan con volver, otras parecen superadas. ¿Cuántas historias como la de Mar García Puig han sido silenciadas? ¿Quiénes custodian los testimonios vitales de quienes han sucumbido al miedo atroz de haberse vuelto loca en pleno puerperio? ¿Cuánta contención de una misma para no ser devorada por la oscuridad? ¿Cuántas peticiones de auxilio desoídas?

Hoy tenemos un tesoro valioso: la información. Aunque es cierto que no todo brilla en este cofre. ¿Depositamos demasiada responsabilidad en ella? Dice Irene de la Cruz, psicóloga clínica especialista en salud mental perinatal, que la información puede despertar muchas inseguridades. De hecho, señala que muchas de las mujeres que acuden a consulta con ansiedad suelen tener mucha información. «La información no elimina nuestra vulnerabilidad. Sí que es verdad que en algunos aspectos nos puede preparar, pero en otros también nos pone en riesgo», cuenta en uno de esos largos audios de WhatsApp que nos cruzamos a menudo. En la misma línea, Noelia Hernando Real, investigadora y profesora de la Universidad Autónoma de Madrid, señala que el mayor acceso de la mujer a información relacionada con la depresión posparto, así como su empoderamiento, disfrazan en realidad su vulnerabilidad. Considera que los discursos actuales no tienen en cuenta los matices de esta enfermedad, y alimentan el poder patriarcal sobre la depresión y los roles de género. «El feminismo debe superar la visión patriarcal de la biomedicina. Dejar de lado el control de la mujer y centrarse en las cuestiones políticas, económicas y sociales que confluyen en la depresión posparto», señalaba en la ponencia *Vulnerable, pero re-empoderada: Sarah Ruhl y la depresión posparto.*[37]

La dramaturga y escritora estadounidense Sarah Ruhl sufrió parálisis de Bell después del parto de sus gemelos, lo que la sumergió en una profunda depresión posparto. «Dudé en escribir sobre la depresión posparto, en parte por mis hijos.

Creo que existe la sensación de que, si tuviste depresión posparto, sientes que eso podría significar que no amaste a tu hijo lo suficiente o profundamente. Y creo que eso es una falacia», decía en una entrevista.[38] Fue este pensamiento el que la llevó a querer escribir sobre ello, así que utilizó la literatura para expurgar sus males: en el *memoir Smile: The Story of a Face* habla sobre el dolor que supuso para ella convivir con la enfermedad física y mental, con el agotamiento y la incapacidad que sentía, y reflexiona sobre cómo las expectativas sobre la maternidad y el papel asignado socialmente a las mujeres pueden hacer que sea aún más difícil hacer frente a su mal.

La maternidad se lleva por delante la vida de una como un tsunami, y la mayoría de las veces hay pocas manos para la reconstrucción. Sabemos que no hace falta que te arrebaten de los brazos al bebé para caer en la depresión posparto o para ser arrollada por la psicosis puerperal. Que la ansiedad en el posparto es un monstruo que en cualquier momento puede salir de debajo de la cama. Porque las nuevas formas de pensar y entender la realidad, propias de cada época, pueden hacernos en algunos casos más vulnerables a ciertos trastornos mentales,[39] dependiendo de las expectativas sociales y culturales.

Nunca fue más urgente hablar de la salud mental de las madres. Y la perspectiva de género sigue siendo crucial para comprender(nos).

2. LO QUE SABEMOS DE LA DEPRESIÓN POSPARTO

Desde el momento en que nació, desde el primer minuto, vivo en un estado de locura.

MARGUERITE DURAS

El sofá parece distinto ahora. Más grande, más suave, más mullido. En los pliegues de la tela estampada con flores ha encontrado el cobijo que no hallaba en ningún otro lugar de la casa. Al lado, sobre el frío suelo de gres que parece un tablero de ajedrez, le deja su marido el capazo con el niño antes de salir a trabajar con el taxi. Rosa no entiende qué le pasa. Debería estar feliz, todos se lo recuerdan, pero solo siente un río desbordarse cada día dentro de ella y todo tiene luz de ambulatorio. Todavía no lo sabe, pero su cuñada juzgará en una comida de Navidad, diecinueve años después, que no fuera capaz de tirar hacia delante. Calificará de «tontería» aquella racha larga en que la oscuridad la empujó con fuerza a lo más hondo. Como si una mano gigante la aplastara contra el sofá, el suelo, la tierra. Fue la madre de Rosa quien pidió hora en el médico y quien empezó a levantarla de aquel diván carcelero. Quien empezó a sacarla de casa. Al principio solo daban la vuelta a la manzana de chalés unifamiliares de ladrillo rojo. Después, cuando la química y los cometidos acordados empezaron a hacer efecto, ampliaron el recorrido. Dos calles más, tres, seis.

Al principio, Rosa se sentía ajena a todo lo que la rodeaba, como si la casa y quienes la habitaban fueran sombras borrosas. Apenas hablaba ni se relacionaba con nadie. ¿Quién era aquel niño de rizos rubios que no reconocía como suyo? Hasta que la niebla espesa se disipó no empezó a verlo de otro modo.

Son muchas las mujeres que transitan, con o sin diagnóstico, los trastornos y enfermedades que enmarañan el posparto. Silvia tiene dos hijas. Nacieron en 2022 y 2024. Tras dar a luz a la primera, la matrona le preguntó cómo se encontraba, si lloraba… Pero ella dice que no tenía ganas de contar nada, y que además a la consulta fue con su pareja, a quien tampoco le expresaba lo que sentía. Así que se puso su mejor disfraz: respondió que todo estaba bien, y nadie se dio cuenta de nada. Me explica por teléfono:

> Solo he comentado algunas cosas con alguna amiga, y sí, me ha apoyado. A la familia se lo he ocultado completamente, y mi pareja no se da cuenta nunca de nada. Cuando le he contado alguna cosa o le he insinuado cómo me he sentido en algún momento, no ha entendido por qué me sentía así.

Melanie cree haber sufrido depresión posparto, pero nunca recibió un diagnóstico. Tiene dos hijos, un niño de cuatro y una niña de dos. También camufló los síntomas y nunca buscó ayuda psicológica por miedo. «Tenía muy normalizado que debía sacarme las castañas del fuego para sobrevivir», cuenta. Echó en falta unas manos que la sostuvieran, tener tiempo, recibir cuidados para poder cuidar, y, sobre todo, ser escuchada. Una tribu.

Ana se convirtió en madre con treinta y seis años tras un complejo proceso de reproducción asistida y de un parto muy largo que terminó en una cesárea que la dejó en estado de *shock*.

> No era capaz de reaccionar ni durante ni después. El recibimiento que di a mi hija no fue para nada el que esperaba. Tampoco tuvieron ningún tacto con el inicio de la lactancia, y aunque yo quería darle el pecho, todo se complicaba. Para colmo, en el hospital pautaron a mi hija darle leche con jeringuilla a modo de complemento. Cosa que supuso una frustración adicional. Me sentí frustrada por no saber parir, por no saber amamantar, por no sentir ese amor profundo idealizado por tu hija recién nacida.

Una vez en casa, dice que empezó la sensación de irrealidad. Al principio no era capaz de hablar sobre cómo se sentía con nadie. Tenía miedo, angustia y una tristeza tan profunda como un océano. Lloraba de impotencia y se sentía muy sola emocionalmente: ni su entorno ni su matrona supieron ayudarla. Fue su médico de cabecera, colega de su madre —que es enfermera—, quien tras una charla en una visita improvisada la animó a iniciar tratamiento con sertralina durante seis meses. Volvió a terapia con su psicólogo y se esforzó mucho para «ponerse mejor». Pero Ana ya no era la misma y no se sintió comprendida por ese profesional que antes la había acompañado. Buscó otra psicóloga y esta vez sí, con un gran trabajo y psicoterapia, comenzó a ver la luz. Habían pasado más de dos años desde que se convirtió en madre y la vida le mostró unas cartas distintas a las que esperaba. «Lo que realmente me ha servido es la terapia», cuenta. En su caso ha echado en falta apoyo y comprensión por parte de su pareja y su familia, pero también más información acerca de las complicaciones del posparto, saber dónde acudir y qué hacer ante un proceso depresivo. Su experiencia ha influido en la decisión de no volver a tener hijos porque no se ve capaz de volver a pasar por otro proceso similar.

En *Los seres queridos,* Berta Dávila narra el peso de estos trastornos en la decisión de tener más hijos. «He escrito este libro porque estoy viva», nos advierte a modo de epílogo. En la novela, una mujer va a someterse a una interrupción de embarazo tras haber sido madre cinco años atrás con otra pareja. La experiencia fue terrible, aunque también intentó disimular: «Fingía sentir lo que debía y hablaba con las visitas de toda la felicidad que me había traído aquel niño perfecto, pero, a la vez, tenía la urgencia de separarme lo máximo posible de mi cuerpo de madre, con la expectativa de recuperar algo del anterior». Y cuando la culpa, el miedo atroz y la tristeza estuvieron a punto de sepultarla, puso el piloto automático: se disoció. «No fue un resquicio de valentía, sino una saturación del temor. Acepté lo terrible y dejé de estar continuamente asustada por estar tan solo triste», reconoce. Finalmente, la mujer termina haciendo terapia psicológica y tomando medicación, pero ella, como les ocurre a tantas mujeres, nunca se sintió comprendida: «[...] el agotamiento de los brazos no era comparable al letargo enfermizo de la cabeza, por el que nadie me preguntaba nunca».[40]

Una definición

Melancolía, locura puerperal, crisis nerviosas. Los términos empiezan a difuminarse en el ámbito médico a medida que lo hace la teoría humoral. Con la revolución científica primero, y el nacimiento de la psiquiatría después, se inicia la transición hacia otras palabras que definan «eso» que les ocurre a algunas mujeres tras el parto. No fue un proceso lineal ni rápido: la categoría «depresión» no alcanza el estatus de diagnóstico hasta finales del siglo XX. A la melancolía, aunque aún se usa en algunos contextos de salud, serán las manos de los poetas y de los artistas las que le den forma para expresar la tristeza. «Me siento, a veces, triste | como una tarde del otoño viejo; | de *saudades* sin nombre, | de penas melancólicas tan lleno…», arranca el poema *Melancolía* de Manuel Machado. Rosalía de Castro creó y vivió desde la melancolía, esa «negra sombra» que no la abandonó nunca. «La melancolía es la felicidad de estar triste», escribió Victor Hugo. Si alguien nos mostró el dolor melancólico, fue Edvard Munch con aquel hombre pensativo en la playa o la chica que mira la ciudad a través de la ventana. También muchos de los paisajes y retratos de la expresionista Gabriele Münter evocan sentimientos melancólicos.

Del latín *depressio,* que deriva del verbo *deprimere,* que significa «presionar hacia abajo», la palabra «depresión» ha existido durante siglos para describir la opresión, lo que se hunde, pero fue infiltrándose poco a poco en el vocabulario médico y psicológico porque de ella se obtenía la metáfora capaz de reflejar los signos que acompañan un determinado estado mental. Al pensar en alguien que está deprimido, podemos imaginar a esa persona doblada, que carga sobre los hombros la pesada existencia, el blando discurrir de los días. Incapaz de levantar el ánimo como levanta el vuelo el pájaro: sin que le cueste.

Hoy se acepta ampliamente que el embarazo, el parto, el posparto son procesos que conllevan una gran vulnerabilidad ante los trastornos mentales. Como explica la psicóloga perinatal Esther Ramírez Matos en *Psicología del posparto,* la depresión posparto es un trastorno del estado de ánimo que puede aparecer en el año siguiente al parto —aunque algunos signos pueden aparecer ya durante el embarazo— y que tiene unos síntomas identificativos propios que no solo afectan a la madre, sino también al bebé cuando aquella no puede desempeñar sus funciones, y al entorno.[41]

En el DSM-5 *(Manual Diagnóstico y Estadístico de los Trastornos Mentales)*,[42] publicado en 2013, la depresión posparto se clasifica como un trastorno depresivo mayor. Un trastorno que se hace visible por síntomas que van desde tristeza profunda, cansancio extremo, dificultades para dormir, alteraciones en la alimentación, apatía o irritabilidad hasta, en casos más graves, ideas de suicidio o infanticidio. «Durante el puerperio, la depresión posparto tornará complicado que la madre disfrute de su bebé y de su rol de madre, y afectará asimismo a la lactancia y al vínculo con la criatura», señala Esther Ramírez. La depresión posparto es una de las complicaciones de salud mental materna más frecuentes del periodo que sigue al nacimiento. También una de las más invalidantes.

Felicia Simion es una artista visual y fotógrafa rumana que en 2019 fue diagnosticada de depresión posparto dos meses después de dar a luz a su hija, Aurora. A lo largo de dos años, en los que contó con un enorme apoyo de su familia, probó múltiples combinaciones de antidepresivos y antipsicóticos, terapia cognitivo-conductual, medicina alternativa y hospitalizaciones, pero la depresión no remitía. Decidió entonces aplicar un cambio radical de perspectiva. Cuando su hija cumplió dos años, la llevó a vivir con sus abuelos, en otra ciudad, y su marido y ella la visitaban cada semana. «Me dije a mí misma que este proceso podría durar un año, dos o incluso más; lo único que quería era sanar para estar bien con ella», me explica en una cadena de correos electrónicos que hemos empezado como si fuese una preciosa correspondencia por carta. Gradualmente, y de manera natural, comenzó a sentirse más cercana a su hija. «Ella crecía de formas hermosas y sorprendentes. Me convertí en una especie de "hermana mayor"; era la que iba a jugar, a llevarla de paseo, a los museos y a enseñarle cosas. Nuestra relación evolucionó radicalmente de una manera luminosa». Nueve meses después, decidieron que volvería a casa y desde entonces no han vuelto a separarse. ¿Cuántas veces pudo sentirse, hasta entonces, al borde del abismo?

El problema de Felicia era el de muchas de nosotras: desear ser una buena madre, una «Madre con eme mayúscula», que todo lo sabe, todo lo puede y todo lo sufre. Sin embargo, la realidad es un territorio muy diferente porque si hay algo que la maternidad nos muestra es la vulnerabilidad más abrumadora. Felicia decidió hacérsela visible a los demás. Un año después de recuperarse creó POSTPARTUM,[43] un proyecto fotográfico que une palabra e imagen para contar su experiencia, pero también las historias de otras madres que sufrieron depresión posparto.

> La soledad aguda es un sentimiento común entre las madres que experimentan depresión posparto. Quería que ellas —y yo misma— no nos sintiéramos tan solas en nuestro dolor. Así que lancé una convocatoria en redes sociales y veinticuatro mujeres respondieron.

Primero, escribió fragmentos de su testimonio y los publicó en Facebook, desde donde fueron compartidos en muchos grupos de madres. Luego, les pidió a esas veinticuatro mujeres que escribieran, a mano, el relato del comienzo de su maternidad y cómo era vivir con depresión posparto, especialmente en un momento en el que todos a su alrededor les decían que deberían sentirse afortunadas. Finalmente, las invitó al estudio de una amiga en Bucarest y les tomó fotografías junto a sus hijos e hijas. «Compartimos abrazos y, a menudo, lágrimas. Pero creo que cada una de nosotras se sintió menos sola y más comprendida», cuenta.

Dos años después de aquello, en septiembre de 2024, como si fuese el curso natural, Felicia Simion publicó un libro con el mismo título y la misma esencia que el proyecto fotográfico, en el que condensa su viaje interior de caída y sanación para poder llegar hasta su hija, pero también hasta sí misma: «Quiero creer que esta enfermedad es solo un paréntesis en mi proceso de transformación. Que, así como se abrió, se cerrará, y después vendrá algo hermoso, proporcional a la fealdad de mi presente. Algo bueno, nuevo y vivo, de una belleza que te deja sin aliento, y que llegará solo si aguanto un poco más».[44]

La idea de vivir encerradas, presas de sus cuerpos, y la dificultad para soportar la estancia en esa celda son recurrentes en muchos testimonios de mujeres que han atravesado una depresión posparto. Una de las madres que aparecen en el proyecto fotográfico, Ana Barbu, manifiesta cómo se sintió durante más de un año «prisionera de su propia vida»:

> Soy la madre de una hermosa niña pequeña, Lara-Amélie, que cumplirá dos años a finales de octubre. Ella es la niña más feliz, a pesar de la angustia que experimenté durante mucho tiempo. Durante un año y medio no viví, solo sobreviví debido a la depresión posparto. Fui prisionera de mi propia vida. Mi viaje de maternidad no significó para mí nada hermoso, sino miedos, mucha ansiedad y presión. Cambié muchas veces de psicólogo y de psiquiatra, mientras el diagnóstico siempre permaneció igual: ansiedad generalizada con trastorno somático. Solo tomaba ansiolíticos y luchaba contra mis conflictos internos lo mejor que podía. Me sentía físicamente enferma casi a

> diario. Ahora, después de un tiempo, paciencia y psicoterapia, he logrado superar este episodio, que me robó la alegría de la maternidad. ¡Solo ahora puedo ver, oír y sentir a mi hija! ¡Como debió haber sido desde el principio![45]

Otra madre, Alma Epifan, cuenta que no puede estar en la misma habitación con su bebé, ni tan siquiera mirarlo.

> Siento que no tengo nada que ofrecer. Siento vergüenza y culpa, y ya no sé por qué sigo viva. Y ahora, más que nunca, necesito a mi madre. Quiero que me abrace, que sea testigo de mi sufrimiento, que calme mi dolor. Pero mi madre ya no puede dar más. Regreso a ser una niña. Me aferro a D., él mismo cansado y asustado. Los días pasan, empapados de miedo. D. ahora es madre y padre para mí y para nuestro bebé. Duerme con el bebé, lo alimenta, se sienta junto a mí, tranquilo y comprensivo, mientras yo lloro como nunca antes lo había hecho.[46]

Es difícil concebir el dolor caníbal que viene acompañado de la depresión posparto. El tormento emocional que supone transitar las dos sombrías palabras. Lo sabe bien la fotógrafa madrileña Carol Renaux. «En mis pospartos, sobreviví, que no es poco», cuenta por teléfono. Las pistas de su historia las encontramos en su cuenta de Instagram: «Hace siete años di a luz a mi tercer hijo y tuve más miedo que nunca de volverme loca… otra vez. En cada uno de mis pospartos estuve en el límite, incluso lo traspasé», dice al pie de una foto en blanco y negro en la que aparece sentada, con la cabeza apoyada en la pared, y con su hijo de pocos meses al pecho. También las fotografías y textos con las que fue documentando a lo largo de tres años su último posparto nos conducen, como migas de pan, al meollo del asunto. Por consejo de su matrona, de la que no duda en decir que le salvó literalmente la vida, canalizó creativamente su dolor. «Fotografía y escribe lo que te pasa, lo que sientes», le dijo. Así surgió Proyecto Puerperio,[47] que derivó después en Puérpera, una iniciativa artística basada en su experiencia individual, a través de la cual comprendió la importancia de hacer visible la crudeza del posparto, sus grietas.

En 2019 tuvo la oportunidad de participar con algunas de estas fotos en una exposición colectiva en la galería Rizoma, de Madrid, y en 2022 el tercer volumen de la revista *Mamagazine* publicó una selección. A raíz de este proyecto, surgió otro: MAMÍFERA, en el que sigue trabajando en la actualidad y mediante el cual busca reflejar la ambivalencia de la maternidad, los claroscuros que habitan la experiencia.

«Te diré que en todos mis postpartos he tenido problemas de salud mental, que no he estado acompañada psicológicamente, que incluso durante el tercer posparto tuve algunos intentos autolíticos, aunque también tuve algún problema también de "esos" con mi hija mayor». Nadie evaluó a Carol, pese a que su matrona, además de sugerirle que canalizara el dolor a través del arte, la derivó a la unidad de psiquiatría perinatal del Hospital Gregorio Marañón. «Me atendió una psicóloga que me dijo: pues siento decirte que hoy es mi último día y que tu siguiente cita te la voy a dar con una compañera, pero hasta dentro de tres o cuatro meses no hay nada disponible», cuenta con la media sonrisa de quien ya lo ve con una perspectiva que le permite ese gesto. Nadie volvió a llamar a Carol, a pesar de haber mencionado los intentos autolíticos. «El sistema me dejó de lado y yo no tenía dinero como para irme a una psicóloga privada», dice. Por suerte esas fotografías y esos textos, creados desde la negrura del posparto, se convirtieron en algo luminoso a lo que agarrarse. Y hoy lo puede contar.

El baile de las cifras

Los números tratan de acercarnos a la magnitud del problema, pero a menudo se nos acaban escurriendo entre los dedos. Hay una cifra que parece consagrada: una de cada diez madres atravesará una depresión posparto durante el primer año de vida de su bebé. Pero, después, la realidad: los datos de la prevalencia de la depresión posparto varían según el país y las herramientas de cribado que se hayan usado. Así, encontramos estudios que se sitúan en una horquilla que oscila entre el 10% y el 20%.

Por ejemplo, un metaanálisis[48] de casi trescientos estudios de cincuenta y seis países, publicado en Estados Unidos en 2018, encontró una prevalencia de casi el 18% a nivel global. Otro más reciente, llevado a cabo en 2021, y el más grande realizado hasta el momento, incluyó quinientos sesenta y cinco estudios de ochenta países. Situaba la depresión posparto a nivel mundial en una cifra muy similar: un 17,22%.[49]

Podemos decir que la prevalencia mundial según los datos más recientes gira en torno al 17%, pero ¿qué ocurre en concreto en España? El primer estudio encontró una prevalencia del 14% en el contexto español, pero el segundo la situaba en el 9,09%. El Consejo General de Psicología de España publicó en 2023 una investigación que trataba de dibujar un mapa menos borroso de nuestro contexto, pero tampoco resultó fácil porque, como advirtieron los autores, no existe aquí un consenso sobre la evaluación y el tratamiento de este trastorno. La conclusión a la que llegaron es que la prevalencia en mujeres es de aproximadamente el 15% durante el embarazo y del 27% en el posparto, incluyendo no solo la depresión mayor, sino también los síntomas depresivos. Y explican por qué la prevalencia de la depresión suele ser mayor en el puerperio que durante el embarazo: más de la mitad de las mujeres que padecen depresión posparto no son casos nuevos, sino que han sufrido depresión durante el embarazo sin que esta haya sido detectada. Como no han recibido el tratamiento necesario, acaban arrastrando la depresión hasta el periodo posparto.[50]

Lluïsa García Esteve es psiquiatra y ha trabajado las últimas tres décadas en el Hospital Clínic de Barcelona, donde creó la primera Unidad de Salud Mental Perinatal de España. Le pregunto por qué hay tantas diferencias en los datos de prevalencia de la depresión posparto e insiste, como los investigadores del Consejo General de Psicología de España, en el uso de metodologías diferentes en la elaboración de los estudios:

> No es lo mismo utilizar un cuestionario donde se miden los síntomas depresivos, y a partir de una determinada puntuación decidir si es depresión posparto (que normalmente suelen dar cifras más altas), que hacer diagnósticos con criterios operativos con los que trabajamos los clínicos y que responden a, por ejemplo, un episodio depresivo mayor donde hay unos ítems que cumplir, y entonces ese diagnóstico se hace con una entrevista clínica (normalmente con esta metodología las cifras son más bajas).

En el Clínic hicieron en 2003 un estudio de prevalencia de los episodios depresivos mayores que respondían a unas características clínicas específicas. Para ello, evaluaron a más de trescientas mujeres que acudieron al Servicio de Obstetricia y Ginecología del citado hospital, para realizar la visita de control del puerperio, mediante una entrevista semiestructurada —validada a nivel psiquiátrico para hacer diagnósticos clínicos—.[51] Este método facilita una escucha activa a la madre, y esto es importante, porque si bien el instrumento de detección más utilizado, y ampliamente validado, es la escala de depresión posparto de Edimburgo —que además fue adaptada hace dos décadas para las madres de España—,[52] no es tan eficaz para detectarla en todos los contextos. Con la información en la mano, concluyeron que alrededor de un 10% de las madres con un hijo vivo presentaban síntomas a los que era posible colgar la etiqueta de depresión posparto.[53] Este es otro elemento importante: descartaban a las madres que estaban en un proceso de duelo perinatal porque, aunque puntuarían como depresión, Lluïsa remarca que se trata ante todo de un proceso de duelo.

No solo ocurre que los estudios utilizan metodologías diferentes, también se puede pasar por alto el infradiagnóstico, un mal que lamentan profesionales de la salud mental y cuyas consecuencias se clavan como espinas en la piel de las madres. Porque al estigma que sobrevuela las enfermedades mentales en general se unen otros factores cuando se trata de la maternidad en particular: en un momento que se considera dichoso, las madres no pueden caer, ni rendirse, ni mostrar fragilidad, dudas, miedo, ambivalencia. «Una madre reciente es un lugar donde la controversia o el arrepentimiento no caben, porque todo debe ocuparlo la felicidad. Y yo no quiero volver a ese lugar», manifestaba la protagonista de *Los seres queridos*.[54]

El posparto puede ser un lugar turbulento. Paula tiene treinta y cinco años. Los últimos tres no han sido fáciles. Tras el nacimiento de su hijo empezó a sentirse muy triste y tan incomprendida que no veía sentido a nada. La desbordaban las nuevas responsabilidades y arrastraba una culpa encadenada al tobillo, porque, aunque su marido quería apoyarla, ella sentía un vacío que no lograba llenar de ningún modo. Se desconectó de su entorno, y de ella misma. Se preguntó muchas veces por qué se había vuelto invisible ante los ojos de sus amigas. Con el tiempo, Paula comenzó a sospechar que lo que experimentaba podría ser depresión posparto, pero fue una terapeuta la que efectivamente le dio el diagnóstico. ¿Qué echaste de menos en aquellos momentos?, le pregunto, y la respuesta desvela lo que solo puede surgir a base de rumiar: «Lo tengo claro: una red de apoyo a mi alrededor, ese grupo de madres con quienes puedes compartir experiencias, y haber tenido más información cuando todo empezó».

Según Lluïsa García, si no se establece un tipo de cribado de detección en el posparto, las depresiones posparto pasan inadvertidas. Las madres, entonces, se van a casa, se sienten mal, pero lo terminan pasando solas y en silencio. «Muchas madres no consultan con los servicios de atención primaria porque ni siquiera creen que puedan estar deprimidas, sino que igual es normal; por la adaptación, el estrés del posparto; incluso se culpan porque sienten que ellas no son suficientemente competentes. Entonces empiezan a culpabilizarse, piensan que no son buenas madres». Dice Lluïsa que esto también lleva a muchas a tener dificultades para conectar con su bebé, para tener un buen vínculo emocional. Y la bola de nieve crece, pero es difícil detenerla cuando el sistema no está preparado.

Solo queda, entonces, esperar la avalancha.

El malestar que sí tiene nombre

La Alianza de Salud Mental Maternal, una organización para educar e informar acerca de temas relacionados con la salud mental perinatal y la maternidad en general, estima que al menos una de cada cinco mujeres desarrolla una enfermedad mental durante el embarazo o en los primeros años después de tener un bebé.

No todo es depresión posparto, pero todo lo que altera el trascurso del posparto sí requiere atención. Porque en el espacio tenso que hay entre lo que sentimos en nuestro interior y lo que estamos viviendo al otro lado del cuerpo se gesta el malestar que sí tiene nombre, y que puede manifestarse de forma sutil, leve, pero también tan severa que sea urgente encontrar el tratamiento oportuno.

En realidad, hemos normalizado tanto el revoltijo que provoca en nuestros cuerpos y en nuestras cabezas aterrizar en la maternidad, que minusvaloramos el impacto de esas emociones. «Es normal tener las hormonas revueltas», he oído decir muchas veces en mi entorno. Y es paradójico, porque al mismo tiempo que esto ocurre, damos por hecho que la tristeza es algo raro cuando se trata de semejante acontecimiento.

La tristeza posparto no es un trastorno, pero es el término que ayuda a ubicar esos cambios que muchas mujeres experimentan en su estado de ánimo —preocupación, agotamiento, tristeza, la sensación de estar abrumada por los cambios…— a lo largo de las dos semanas que siguen al parto. No basta con comprender esto. Tomando prestado el título del libro de C. S. Lewis, merece la pena poner esa pena «en observación», porque si esas variaciones en el estado de ánimo son muy intensas, o si se alargan más allá de las dos primeras semanas, es probable que sean signos de depresión posparto.

La psicóloga Esther Ramírez Matos describe en *Psicología del posparto* que, además de la depresión, pueden darse otras dos psicopatologías: el trastorno de ansiedad posparto, que también puede aparecer en compañía de síntomas depresivos; y la psicosis posparto, la mayor urgencia psiquiátrica que puede manifestarse en el posparto. Del primero, recuerda la psicóloga que la ansiedad en esta etapa no está especificada como tal en los manuales diagnósticos, y, sin embargo, no solo tiene una alta prevalencia —por supuesto, infradiagnosticada—, sino que también conlleva importantes repercusiones en el vínculo con el bebé y en la lactancia. Aparece haciéndose visible una preocupación excesiva por el bebé y un miedo incontrolable a que vaya a suceder algo malo en cualquier momento.[55]

El miedo es un sentimiento muy recurrente en las madres recientes. Miedo ante la vulnerabilidad de sus criaturas, miedo a no ser competentes en su nuevo rol, miedo a no tener el control, miedo a la propia muerte. Un hijo brinda un amor deslumbrante, pero también los temores más profundos. Este desasosiego no es invariablemente patológico, pero sí es, casi siempre, turbador. Lo han contado escritoras, artistas y poetas en sus obras tras haberlo sufrido en sus carnes. *La historia de los vertebrados* de Mar García Puig puede leerse realmente como un ensayo autobiográfico sobre la puerta del miedo que abrió el parto:

> La realidad de mis hijos es contundente. Creo que eso es lo que más me asusta. Yo, que era una estepa, he creado dos hechos innegables. Yo, que había imaginado, analizado, teorizado sobre mi maternidad, durante años, me asusto ante su materialidad.[56]

No solo el miedo a la fragilidad que implica esa materialidad, también el terror al sufrimiento que les ocasionaría la muerte de una misma: «Es verdad eso que dicen, que un bebé te da un motivo para vivir. Pero, por otro lado, un bebé es un motivo por el que no está permitido morir. Hay días en los que esto no te hace sentir nada bien», puede leerse en *Pequeñas labores* de la canadiense Rivka Galchen [2023]. Maggie O'Farrell escribe en ese fascinante libro que es *Sigo aquí:*

> Cuando engendramos en la vida nos abrimos al peligro, al miedo. Al coger a mi hijo en brazos me daba cuenta de lo vulnerable que era yo a la muerte: fue la primera vez que eso me asustó. Sabía demasiado bien lo fina que es la membrana que nos separa de ese lugar y la facilidad con la que puede perforarse.[57]

Nuria Labari lo resume muy bien en *La mejor madre del mundo* [2019] en una sola frase: «La vida con hijos implica una sola certeza: se acabaron los días sin miedo». Un miedo del que es difícil escapar. «Veo pájaros muertos | y pienso en sus madres», dice un verso de la poeta Pilar Cámara en *Un nido en las clavículas* [2018].

La ilustradora María Hesse le ha dedicado un libro al miedo, compañero inseparable a lo largo de su vida. «Tú, mi pequeño niño sin nombre, eres lo que más miedo me da, pero también el que me hace sentir que podré con todo. El que me hace mirar mis miedos con ternura desde el brillante claro del bosque»,[58] escribe cuando su hijo está a punto de nacer. Ya en el embarazo pueden emerger hasta los miedos más profundos, y mantenerse a flote después, como las boyas en el mar. Cristina Heredero tiene un poema precioso que se titula así, *El miedo:*

> Tengo mi corazón destapado hecho fuego
> porque
> conozco todos los miedos
> los tuyos y los míos
> conozco todas las tinieblas que me dominan
> y que temo haberte pasado por el vientre

a través de la sangre, de la placenta o
de una lágrima que traspasó mi piel y llegó a tu piel
y ahí se quedó sepultada bien dentro.[59]

La protagonista de *Las madres no,* la afilada novela de Katixa Agirre, confiesa que, en los primeros meses tras nacer su hijo, además del cansancio y del aburrimiento, también se instaló en su vida el miedo. Un miedo que la acompañaba como «un hilo musical que nadie sabe dónde se apaga», y que se alimentaba de su insaciable imaginación. «Mi miedo era muy concreto; sus ramas, por el contrario, retorcidas y de límites imprecisos. Básicamente giraban en torno a las muchas maneras en las que Erik podría morir».[60] ¿Serían capaces sus manos de hacerlo? ¿Podría un impulso, una pulsión, convertirla en una madre infanticida? «En algún momento, varias veces, llegué a entender lo que hicieron o di a entender que lo entendía o dejé entrever que quizás podría llegar a entenderlo, y lo que es peor, quise llevarte a ti también conmigo a ese territorio embarrado».[61] Agirre deja que palpemos la realidad de las madres que caen en las tinieblas de la psicosis posparto. Lo hace a través de la historia de esta mujer de la que desconocemos el nombre, pero de la que sabemos que es escritora y que investiga el caso de una madre, Alice Espanet, que ha acabado con la vida de sus gemelos de pocos meses. Lo descubre la *au pair,* que al llegar a casa se encuentra a los bebés sobre la cama y a la madre en camisón y con un pecho fuera sentada al lado en un sillón. La encuentra calmada, desganada, tranquila. «Ahora están bien», le dice. La protagonista recorre los hechos, acude al juicio, intenta entender qué ha fallado para que algo así pueda suceder; y todo transcurre a la par que ella misma se convierte en madre, lo que la hace enfrentarse a continuas ambivalencias y a sus propios terrores.

El libro refleja también, por un lado, el tratamiento que se hace a veces desde los medios de comunicación de estos sucesos, más centrado en el morbo que en tratar de sensibilizar sobre este dramático problema; y, por otro, cómo se condena socialmente a estas mujeres sin que se llegue a comprender que sufren un trastorno mental muy grave. Y más frecuente de lo que se piensa: afecta a entre una y dos de cada mil mujeres después del parto, aproximadamente, lo que en España se traduce en más de trescientos casos de psicosis posparto cada año.

Los síntomas,[62] aunque pueden aparecer más tarde, suelen manifestarse en las dos primeras semanas tras el nacimiento del bebé. Los más habituales son los delirios —como creer que puedes recibir mensajes especiales o que tu bebé está conectado con Dios o el diablo—, las alucinaciones, un estado de ánimo de euforia extrema o la sensación de confusión —con pensamientos acelerados y desorganizados—. Sin tratamiento, hay un riesgo considerable de suicidio materno e, incluso, de infanticidio.

En enero de 2018 Aurora se precipitó al vacío desde el cuarto piso de un edificio de viviendas en Zaragoza. Saltaba de un balcón a otro mientras cantaba en un estado de absoluto delirio; dentro de casa, su marido y sus hijos, de veintiuno y tres meses, dormían. Era su segundo brote psicótico. El anterior se produjo a los tres meses del nacimiento de su primer hijo. Recibió medicación y mejoró. Apenas un año y medio después, la psicosis volvió, pero esta vez no hubo salvación para Aurora. Poco antes, le contó por carta a la psiquiatra Ibone Olza:

> Ni mi parto ni la lactancia fueron como me hubiese gustado. Tras una cesárea no programada, por parto estacionado, sufrí unos meses más tarde un brote de psicosis posparto. Tuve que estar ingresada para estabilizarme y, como consecuencia, al alta me dijeron que debía dejar de

darle el pecho a mi hijo por la posible interferencia medicamentosa. Tras esta etapa y la medicalización caí en una depresión posparto. Gracias a Dios, estoy mejor ahora, recuperada, sin tratamientos farmacológicos y pudiendo ponerle nombre a lo que me pasó. Ahora estoy embarazada de nuevo, esperando ya, a puntito de que nazca nuestro segundo bebé para las primeras semanas de octubre. Lo más seguro es que sea un parto en casa, si Dios quiere y todo va bien…

Resulta incomprensible que, con unos antecedentes así, no se le hubiera dado un seguimiento en su segundo embarazo y posparto. De hecho, como contó su padre en una entrevista para un reportaje de *El País,*[63] el psiquiatra de Zaragoza que la atendió le había asegurado que estuviese tranquila porque, según él, tenía más posibilidades de que le cayese un rayo que de sufrir un segundo brote psicótico. Pero no es así: diversos estudios científicos y organismos de salud mental han señalado recurrentemente que para las mujeres que han padecido psicosis posparto previamente, el riesgo de repetirla en otro embarazo es del 50%.

María Gombau, de veintiocho años, sufrió una grave psicosis posparto de inicio tardío en marzo de 2019, que culminó en la muerte de sus dos hijos en el municipio valenciano de Godella. Tras ser detenida, ingresó en la prisión de Picassent, donde experimentó un nuevo brote psicótico. Fue entonces cuando recibió atención médica especializada. Este caso puso de manifiesto las carencias en la atención a la salud mental perinatal en España: la madre de Gombau había pedido ayuda urgente previamente al ver que su hija deliraba, pero la asistencia nunca llegó. También hizo visible la apremiante necesidad de una mayor sensibilización mediática y social en torno a casos como este, porque a nivel mediático se difundieron numerosas tergiversaciones e inexactitudes.

Periódicos como *El Mundo* destacaron que María era una activista del 15M, y la culpabilizaron de no tomar medicación para un trastorno psiquiátrico previo.[64] ABC nos dejó titulares como este: «Crimen de Godella: el padre de los niños asesinados se enfrenta a medio siglo de cárcel por el ritual infanticida».[65] Más de cuatrocientos profesionales de la salud mental y sanitarios a nivel nacional e internacional, junto a varios colectivos referentes en salud mental perinatal —como el Instituto Europeo de Salud Mental Perinatal (IESMP), la Sociedad Marcé Española (MARES), la Asociación para la Salud Mental Infantil desde la Gestación (ASMI) o Action on Postpartum Psychosis—, firmaron un manifiesto de apoyo a esta madre y a su familia, y lanzaron una dura crítica al tratamiento que los medios de comunicación dieron al caso.[66] Olvidan los medios que las mujeres como María son también víctimas, y que deben ser tratadas como personas con una enfermedad y no como criminales.

Cuesta entenderlo. Adrienne Rich dedicó un capítulo entero en su ensayo sobre la experiencia de la maternidad a tratar de entender por qué matan las madres, qué hay «en el centro de la oscuridad materna». Para ella el germen se encuentra en las imposiciones y violencias que la maquinaria patriarcal ejerce sobre las mujeres y sus cuerpos, moldeando la maternidad como una institución opresiva. «Si viéramos las fantasías de las madres, los sueños y las experiencias imaginarias, contemplaríamos la encarnación de la furia, la tragedia, la sobrecargada energía del amor y la desesperación», escribe.[67]

Aunque la teoría de Rich podría darnos muchas respuestas sobre el origen del malestar de las madres, y pese a que queda mucho por saber sobre las causas exactas en el caso de la psicosis posparto, parece claro que hay un fuerte componente biológico. Desde Action on Postpartum Psychosis, una organización del Reino Unido dedicada a apoyar a las mujeres y familias afectadas por esta patología, señalan que no es culpa de la madre ni de su pareja, que la patología no está causada por el estrés o problemas en la relación. La predisposición genética, los antecedentes familiares, padecer un trastorno bipolar, sufrir alteraciones del sueño y los cambios en los niveles hormonales parecen factores involucrados en el riesgo de sufrir un trastorno psicótico tras el parto.

En febrero de 2023, en Vilamarxant, un pueblo de Valencia de apenas once mil habitantes, otra mujer sufrió una grave psicosis posparto que la llevó a degollar a su hijo de once meses y a arrojarse desde la azotea de su edificio después. Sobrevivió a la caída. Los informes psiquiátricos determinaron que la grave enfermedad anuló su capacidad de juicio y le impusieron vigilancia y tratamiento obligatorio durante cinco años.

Es difícil imaginar el infierno que estas mujeres deben padecer cuando la psicosis pasa y toman conciencia de lo que ocurrió mientras estaban en pleno delirio. Es doloroso pensar que la psicosis posparto es una enfermedad muy grave, pero tratable, que puede curarse en pocas semanas si se cuenta con la atención adecuada.

Encontrar y tratar

En agosto de 2023, la Administración para la Alimentación y los Medicamentos de Estados Unidos (FDA, por sus siglas en inglés) abría una puerta a la mejora del tratamiento de la depresión posparto: la aprobación del uso de la zuranolona, la primera pastilla diseñada específicamente para paliar este trastorno.[68] Ya existía otro fármaco destinado a este fin en particular, la brexanolona, pero esta se administra por vía intravenosa, lo que supone dos desventajas: la primera es que requiere de atención hospitalaria; y la segunda es que el coste es bastante más elevado que un comprimido que las pacientes pueden suministrarse. La noticia fue, y sigue siendo, prometedora, porque los estudios que se han realizado desde entonces sobre la zuranolona sugieren que no solo es una opción accesible, sino que ha demostrado ser muy eficaz y, sobre todo, rápida, pues al tercer día de tratamiento ya se ven los efectos, e incluso se mantienen durante varios días tras la finalización del mismo.[69]

Es importante entornar un momento esta puerta para señalar la eterna contradicción que se encuentra al otro lado: en los primeros estudios clínicos realizados con la zuranolona, como ocurre en la gran mayoría de estudios sobre fármacos y psicofármacos, no se incluyeron mujeres lactantes.[70] Siendo las madres recientes las destinatarias de estos tratamientos, y teniendo en cuenta que la lactancia es un factor facilitador de la recuperación psíquica y del establecimiento del vínculo con el bebé,[71] resulta paradójico que no se priorizase su compatibilidad.

Es muy común el miedo a prescribir medicamentos a madres lactantes. Y esa incertidumbre obliga a muchas madres a elegir entre su salud mental y la continuidad de la lactancia, cuando ambas deberían ser igual de prioritarias en el abordaje clínico.

Sin embargo, sobre la transferencia de la zuranolona a la leche materna y sus posibles efectos en el bebé, el portal de referencia de consulta de compatibilidad entre lactancia y medicamentos, e-lactancia.org,[72] señala que se trata de un medicamento «bastante seguro»[73] porque este tipo de sustancia se excreta en la leche materna en cantidad clínicamente insignificante. Lo que sí ocurre es que puede producir sedación excesiva y confusión mientras se administra el fármaco, por lo que recomiendan que, durante este proceso, la madre no comparta cama con el bebé ni permanezca sola cuando amamanta.

Contacto con José María Paricio Talayero. Es cofundador de APILAM y coordinador de e-lactancia.org y telasmos.org; también el médico más reconocido en España en lo que atañe a la lactancia materna. Cuando le pregunto por el fármaco, me remite a un trabajo publicado en julio de 2024 que medía los niveles clínicamente irrelevantes de zuranolona en la leche materna.[74] El resultado coincide con las características del fármaco, que hacen que sea muy difícil el paso a la leche materna, y con lo que algunos autores y grupos expertos, como LactMed,[75] consideran, es decir: que es compatible. «Es cierto que hay otros antidepresivos más probados durante la lactancia pero, claramente, si es necesaria la zuranolona durante la lactancia, no hay que interrumpirla. Sí hay que vigilar el exceso de sedación que puede provocar en la madre», explica. En cuanto aparezca un segundo artículo sobre ella y sea tan claro o más que el de 2024, la pasarán al nivel más alto de compatibilidad, que en e-lactancia se distingue con el color verde.

Inicialmente, el uso de la zuranolona estaba limitado a Estados Unidos. En Europa, el Comité de Medicamentos de Uso Humano[76] comenzó a evaluar la solicitud para autorizarlo el 15 de agosto de 2024, y no fue hasta más de un año después que la Agencia Europea del Medicamento aprobó el fármanco Zurzuvae® en Europa.[77]

Alfonso Gil Sánchez es psiquiatra perinatal y de adultos, y trabaja en el Servicio Murciano de Salud. Explica que el tratamiento para la depresión posparto depende de la gravedad, pero lo más habitual en España es, para casos leves, la psicoterapia, y para los graves, la combinación de psicoterapia y fármacos:

> Normalmente se emplean los ISRS (inhibidores selectivos de la recaptación de serotonina), que son una clase de antidepresivos que aumentan los niveles de serotonina en el cerebro al bloquear su reabsorción por las neuronas, siendo el más prescrito la sertralina, ya que es eficaz y seguro durante la lactancia.

Sobre la sertralina, en e-lactancia puede leerse que «diversas sociedades médicas y consensos de expertos consideran seguro el uso de esta medicación durante la lactancia»,[78] ya que sí hay estudios que han demostrado que se excreta en la leche materna en cantidad no detectable o clínicamente insignificante.

Lucía sigue amamantando a su hija después de casi tres años, sertralina de por medio. Le indujeron el parto en la semana treinta y cinco, y aunque no hubo otros contratiempos, la bebé tuvo que permanecer una semana ingresada por bajadas de glucosa. Pensó que lo llevaba bien, pero dice que se sentía como «ida», y andaba preocupada por volver a casa y no poder cuidar de su bebé. Como psicóloga, Lucía contaba con la ventaja de disponer de un conocimiento previo sobre lo que podría estar pasándole, así que esperó a ver si mejoraba. No fue así, y en una de las visitas a la pediatra de neonatos, esta le recomendó que acudiera a la unidad de salud mental.

> Al principio pensé que era un proceso ansioso-adaptativo, porque no era la típica depresión «de libro», pero con el tiempo fui siendo más consciente de mi malestar y de la patología. Yo trabajaba en el mismo hospital, así que un compañero psiquiatra que me conoce bien me pautó medicación antidepresiva. A los diez días apenas había mejorado, así que me la subió y corroboró el trastorno depresivo.

Lucía tomó sertralina durante casi dos años, e hizo psicoterapia durante uno:

> Sentí bastante comprensión y apoyo por parte de mi entorno, lo cual creo que fue el mejor antidepresivo, pero es verdad que, en ocasiones, la parte más cercana, desde la mejor voluntad, me animaba a «hacer y sentir cosas» cuando no estaba preparada. La gente espera que estés contenta, que salgas, que sonrías, sobre todo cuando esa es tu personalidad basal, y eso es lo que a veces hace que quieras aislarte más.

En el caso de Lucía, una de las razones principales por las que cree que se desencadenó la depresión posparto fue que le sobreviniese una patología inesperada durante el embarazo. Acudió a urgencias por vértigos y el taponamiento de un oído, pero el otorrino lo atribuyó a «mocos de embarazada». Debido a su alto riesgo de preeclampsia y a otros síntomas, le indujeron el parto ese mismo día.

> En el posparto, seguía desequilibrada, sin poder focalizar la vista y sorda de un oído. Cuando solicité una nueva evaluación, el especialista minimizó mis síntomas, sugiriendo que los exageraba y recomendándome que masticara chicle. Me insistieron en que «se me pasaría», pero a día de hoy sigo sorda, con acúfenos y algo de inestabilidad.

Esta falta de reconocimiento de su malestar aumentó su inseguridad en un momento ya de por sí vulnerable. Lucía lamenta que se minimice y se desacredite así el sufrimiento materno, especialmente cuando la mujer está embarazada o en posparto: «Se nos infantiliza, se nos niega y, en ocasiones, se nos tilda de exageradas o histéricas». Y no le falta razón.

Cuando se aprobó la prometedora píldora contra la depresión posparto, me pregunté si se podría llegar a pensar que con esto era suficiente, y si se depositaría en ella tanta responsabilidad que se doblarían sus finas patas de pajarillo. En un reportaje para *El País* varias expertas me insistieron en lo positivo de este avance, pero advertían que es importante no perder de vista los otros aspectos que rodean a la madre y al bebé, como el contexto, la prevención, los recursos y los otros elementos de intervención.[79]

Lluïsa García Esteve fue una de esas voces, y siempre insiste en la detección, pero también en la necesidad de un enfoque más amplio, no solo desde la psicología o la psiquiatría, sino también desde el trabajo social o la enfermería pediátrica.

> Si tenemos un circuito en el que ya en el embarazo se detecta, evalúa y deriva a una profesional (o unidad) formada para poder hacer un seguimiento, para poder intervenir en aquellos aspectos en que se puede hacer, esto es prevención. Las madres con una depresión posparto no solo necesitan el tratamiento farmacológico, que muchas lo necesitan, sino también otras intervenciones, tanto psicológicas como multidisciplinares, en las que se consideren todas aquellas alteraciones comórbidas que pueden relacionarse con la depresión.

La atención integral a las madres es (aún) una rareza. Por eso, desde el Instituto Europeo de Salud Mental Perinatal reiteran la necesidad de una visión ecosistémica cuando se trata de algo tan trascendental como la maternidad. No es solo «la madre», sino la madre y su contexto. Y esto exige saber que son muchos los factores —individuales, relacionales, socioculturales, estructurales— que, como las celdas de un panel de abejas, están interconectados. Este enfoque, basado en la neurobiología, la teoría del apego y la perspectiva de género, plantea una atención integral que no solo aborde mejor los trastornos perinatales, sino que también los prevenga.

Pienso aquí en algo que me dijo un psicólogo sobre la agorafobia cuando trabajaba en un reportaje: «Cuando una persona llega a consulta, no viene con un trastorno sino con un estilo de vida». Para salir de una depresión posparto, a veces esto es lo difícil: enfrentarte al contexto que puede haber contribuido a que se desencadene. Por eso una no puede enfrentarse a ella como quien encara un resfriado, haciendo uso de una pastilla, sino entendiendo también los mecanismos que lo han puesto en marcha.

En 2009, arrancaba en el Hospital Universitario Puerta de Hierro Majadahonda un programa de psiquiatría perinatal.[80] Esto no era algo habitual, ni entonces ni ahora, solo el Hospital Clínic y la Clínica Dexeus, en Barcelona, contaban en aquel momento con un servicio así. De hecho, en el Puerta de Hierro se inició de forma muy básica: al principio estaba destinado a brindar ayuda a la díada madre-bebé en situaciones de prematuridad o enfermedades graves del recién nacido. Con el tiempo, el programa fue evolucionando para incorporar la atención a la salud mental perinatal en otros escenarios, como el embarazo, el posparto y las situaciones de duelo perinatal. Un recurso importante aquí fue la creación, en 2018, de las terapias de grupo para embarazadas y mujeres que atraviesan el posparto. Ambos grupos empezaron a funcionar gracias al trabajo de la psicóloga clínica Mónica Díaz de Neira, que vio claro que, si el cuidado de la salud mental en estas etapas tiene un enfoque preventivo en sí mismo, se debían emplear todos los medios posibles en ello. Como los recursos de los que disponían en el programa eran muy escasos, Mónica pensó que los grupos les permitían atender a más mujeres.

Pero no se trata solo de presupuestos. Las intervenciones grupales son interesantes porque las mujeres pueden interrelacionarse y compartir vivencias difíciles en torno al embarazo, el parto, la lactancia y la maternidad en general, y esto tiene un efecto terapéutico muy significativo ya que las ayuda a dar sentido a su sufrimiento. A sentirse comprendidas y menos solas.

En el Puerta de Hierro se reúnen semanalmente durante algo más de una hora. Al grupo de embarazadas acuden mujeres derivadas por sus obstetras, con distintas circunstancias personales que las hacen vivir el embarazo con un intenso sufrimiento. Al grupo de posparto acuden madres con sus bebés que, por sus antecedentes o por determinadas circunstancias, se pueden beneficiar de un apoyo psicoterapéutico; por ejemplo, algunas de las madres que han estado previamente en el grupo de embarazadas, madres que han tenido a sus criaturas ingresadas en la unidad de neonatología, madres con partos traumáticos o madres que tienen riesgo de desarrollar psicopatología en el posparto. «La sociedad tiende a negar y silenciar la posibilidad de que exista un profundo malestar en relación a los procesos reproductivos de las mujeres, lo cual desencadena en ellas un intenso sentimiento de culpa por no encajar en las expectativas generadas culturalmente», explica Mónica Díaz de Neira. ¿Cómo no tener en cuenta el estigma que hay en torno a la salud mental de las madres? Esta es una cuestión que hay que tratar y que discutir, hacer visible, porque solo así se puede contribuir a que desaparezca.

Además, cuenta Mónica que en ambos grupos, que ella misma acompaña, se intenta facilitar la gestión de las emociones y promover un vínculo sano entre la madre y el bebé. No es solo «sentirse menos solas», sino también estar acompañadas por una experta en salud mental perinatal, que hace de faro en medio del temporal.

Algunas mujeres ya reciben tratamiento psicológico o psiquiátrico y continúan con el seguimiento mientras asisten al grupo con sus bebés. El enfoque del grupo no es sustituir a otros tratamientos cuando son necesarios, sino que pueda ser un complemento, y que se puedan añadir los valiosos recursos que solo llegan desde la experiencia de otras madres. En esto último insiste Claudia Pariente, creadora de Entre Mamás, un espacio de encuentro para mujeres en distintas etapas de la maternidad. Desde hace años organizan grupos terapéuticos de posparto guiados por la psicóloga perinatal Natalia Navarro. Participan entre siete y diez madres por grupo y la idea es que cada uno sea un espacio cerrado y confidencial en el que todas puedan hablar y ser escuchadas. Hacen cuatro sesiones al mes: tres *online* y una presencial, en la que el ambiente es más distendido. Conocer a otras mujeres que lidian con la ansiedad, la tristeza, la angustia, los miedos, las preocupaciones, la rabia o la culpa les permite vivir su propia experiencia desde una perspectiva más amplia, más rica. Y más sana.

Según la psicóloga perinatal Anna Torres, la mitad de las mujeres que sufren una depresión posparto mejora por completo al cabo de un año.[81] Otras lo harán más tarde. Sin embargo, algunas mujeres mantendrán síntomas crónicos, especialmente si no han seguido un tratamiento adecuado. Esto tiene consecuencias para la madre, pero también para el bebé y el entorno. Lo visualizo como las ondas que produce una piedra tirada al agua. Para Lluïsa García, que esto ocurra es una cuestión de abandono a las madres, de desinterés hacia su salud y sus necesidades más urgentes:

> Estamos ante un trastorno que tiene graves consecuencias, pero que actualmente podemos identificar, diagnosticar y tratar de forma sencilla. No hacerlo constituye una forma de negligencia médica, ya que deberíamos estar llevando a cabo este seguimiento. Las madres están dentro del sistema de salud, que tiene la responsabilidad de detectar

> no solo la diabetes gestacional, sino también la depresión posparto, que es la complicación médica más común en este periodo. Esto es algo que también deberíamos situar.

Lo dice enfadada, y con motivo, pero también con el peso de la experiencia a cuestas.

Quizá la esperanza se esconda en la inversión que parece estar haciéndose en torno a la investigación de la depresión posparto. En el interés de muchas profesionales sanitarias por cuidar la salud mental materna. En la cada vez mayor conciencia de la relevancia de la etapa perinatal en el resto de la vida. En la leve sospecha que parece haberse encendido en algunas personas de que algo no se está haciendo bien con las madres. Y con los bebés.

Reconocer el problema, darle espacio, para tarde o temprano comprender la urgencia.

3. LA MECÁNICA DEL CORAZÓN

Es terrible
estar tan abierta: es como si mi corazón
tuviese rostro y caminase por el mundo.

Sylvia Plath

La comadrona vive en una vieja casa de madera asentada en la montaña más alta de Edimburgo. Se llama Madeleine y atiende los partos de las mujeres que la sociedad señala como descarriadas. Ya se sabe, prostitutas, jóvenes sin marido, desamparadas. Mujeres nada «virtuosas». Cuando la madre de Jack acude a ella para que atienda el nacimiento inminente de su criatura, lo hace con la convicción de que no podrá quedarse con él. Es demasiado joven. Está demasiado sola. Lo que no podían imaginar, ni la comadrona ni la parturienta, es lo que ocurriría: aquel día hacía tanto, tanto frío que cuando el niño nació se le congeló el corazón. Para salvarlo, Madeleine, que tenía fama de bruja por la cantidad de cosas que sabía, le implanta un reloj de madera. «¡Este reloj te ayudará a tener un buen corazón!», le dice al bebé. Pero para que el delicado mecanismo siguiera funcionando tendría que darle cuerda cada mañana y, muy importante, seguir tres reglas el resto de su vida: no tocar nunca las agujas, dominar la cólera y no enamorarse jamás. La madre, como había planeado, desapareció, y Jack no volvió a verla nunca más. El destino previsto para el niño era que fuese adoptado, pero resultó que aquel artilugio implantado en su diminuto torso espantaba a las parejitas que acudían a buscar un hijo entre los bebés que las «descarriadas» abandonaban en casa de Madeleine. Terminó quedándose allí, y la bruja-comadrona pasó a ser su madre adoptiva. Y, como era de esperar, Jack se acabó enamorando perdidamente de una bailarina. «Jamás hubiera creído que fuera tan complicado mantener a nuestro lado a la persona que más queremos y deseamos en el mundo», nos dice el protagonista.

Este cuento de estilo «burtoniano» creado por Mathias Malzieu, llamado *La mecánica del corazón,* ofrece un final peculiar del que pueden sacarse muchas interpretaciones. ¿Con «mecánica» se refiere al artilugio añadido o al sistema en el que se desenvuelve el amor? Me gusta pensar que esta historia nos dice que el corazón tiene unos delicados mecanismos y que, aunque se alteren, el amor siempre busca su camino. Jack le da paso, y asume los riesgos. ¿De qué sirve un corazón si no es para sentir?

En el posparto, la delicada mecánica que forma la díada madre-bebé tiene un funcionamiento sencillo: si la madre está bien, el bebé también lo estará. Cuando algo altera ese engranaje preciso, esto cambia. Por eso la depresión posparto funciona un poco como si se hubiese colocado ese reloj de madera que impide a la madre sentir lo que se suponía que debía sentir y todo se vuelve difuso, como en un día de niebla.

Conoce bien este artefacto Lluïsa García Esteve, y en consecuencia no deja de insistir en la importancia de abordar las interferencias que la depresión posparto puede generar en la relación madre-bebé. «El vínculo se construye a través de interacciones esenciales, como el cuidado físico y emocional del bebé, que incluyen la lactancia, el baño, el cambio de pañales, la estimulación y la capacidad de calmarlo o ayudarlo a autorregularse», explica. Cuando una madre está deprimida, estos aspectos del cuidado se ven alterados en mayor o menor grado, lo que afecta directamente tanto al bienestar de la madre como al del bebé, porque esto tiene un impacto directo en el neurodesarrollo de la criatura y en el tipo de apego que se construye. Además, se ha demostrado que estas alteraciones aumentan el riesgo de que los bebés desarrollen problemas psicopatológicos, especialmente trastornos del ánimo,[82] en la edad adulta.

Para que la losa de la culpa no caiga sobre las madres, es clave comprender que la depresión materna se enraíza en una amplia variedad de factores, y que no se trata del trastorno, sino de cómo sea sostenido, acompañado, tratado ese trastorno. Entender también que la madre y el bebé forman un complejo sistema, y que es importante que la atención sea humana y tenga en cuenta el cuidado de ambas partes. Aunque no solo.

El cerebro materno

En 2017, la revista *Nature* publicó el primer estudio centrado en el impacto del embarazo en el cerebro de la mujer.[83] Neurocientíficas de la Universidad Autónoma de Barcelona (UAB) y del Instituto de Investigación Hospital del Mar (IMIM) encontraron entonces que, si bien es conocido que durante la gestación el cuerpo se adapta a distintos cambios físicos a nivel cardiovascular, respiratorio, metabólico, renal o muscular, también se produce una modificación trascendental en el cerebro. Cambios profundos propiciados por las hormonas, que desencadenan un aumento de la neuroplasticidad. Se trata de un proceso similar al que ocurre durante la adolescencia y que, en el caso de la maternidad, recibe el nombre de «matrescencia», un término acuñado por la antropóloga Dana Raphael en los años setenta para referirse a cómo el cerebro de las madres se prepara para maternar al bebé, y que en la última década la ciencia ha corroborado.

Susana Carmona Cabañete, psicóloga clínica y doctora en Neurociencia, formó parte de aquel grupo pionero. Ahora dirige el grupo de investigación Neuromaternal del Instituto de Investigación Sanitaria del Hospital Gregorio Marañón de Madrid, desde donde ha seguido explorando lo que ocurre en el cerebro de las madres. Entrevistada para un reportaje, me explicaba que los cambios cerebrales que caracterizan este periodo vital son tan acusados que actualmente la comunidad científica considera el embarazo la etapa de mayor plasticidad cerebral de la vida adulta. Se trata, según la neurocientífica, de una ventana temporal en la que el cerebro es más maleable y adaptable a la experiencia. Detrás de esta maleabilidad enaltecida están las fluctuaciones hormonales y la interacción con el bebé: «Las primeras preparan al cerebro para que se torne más plástico; la segunda ejercerá presiones para moldearlo y adaptarlo a las demandas de la nueva etapa».[84]

Susana Carmona suele usar el símil de la alfarería, invitando a imaginar el cerebro en el momento del nacimiento como un trozo de arcilla recién sacado del envoltorio, húmedo y muy vulnerable a los eventos externos, a las presiones y extensiones que ejerzamos en él:

Con el tiempo, esa arcilla va perdiendo humedad y con ello maleabilidad, capacidad de adaptarse. El cerebro se fija, la estructura principal de la escultura ya está formada y solo pueden realizarse retoques sutiles. Hasta hace no mucho tiempo se creía que tras la adolescencia esa arcilla se horneaba y permanecía fija, sujeta únicamente al desgaste derivado del paso del tiempo. Actualmente, sabemos que ese horneado no ocurre y que la experiencia va a seguir produciendo pequeños cambios en la anatomía y la función cerebral hasta el momento de la muerte.[85]

Con el embarazo, el cerebro materno vuelve a ser modelable, favoreciendo la adaptación a los enormes requerimientos que depara la llegada de un bebé. Unos requerimientos que chocan en muchas ocasiones con cómo viven muchas mujeres momentos como el embarazo, el parto y, por supuesto, el posparto. En el citado reportaje, la neurocientífica Magdalena Martínez, que también ha participado en varios estudios con el equipo de Neuromaternal, señalaba que

> el cerebro se adapta constantemente tanto a nuestro estado interno como a nuestro entorno. Y muchas veces lo que te pide el cuerpo choca con tu situación socioeconómica, incluyendo tu situación familiar y tus condiciones laborales. Actualmente, vivimos la maternidad con una constante ambivalencia entre el privilegio y la precariedad.

El estudio más reciente de este grupo de investigación ha confirmado que el cerebro de la mujer embarazada cambia de forma dinámica: a medida que los estrógenos aumentan durante el embarazo, disminuye la materia gris; después del parto, al bajar las hormonas, el volumen se recupera. Estos cambios afectan a un 94% del cerebro, especialmente a las áreas relacionadas con la empatía, la cognición y la percepción de uno mismo. No se trata de una sola zona, sino de redes enteras del cerebro que trabajan juntas. Además, se encontró que cuanto mayor es la recuperación del cerebro, más fuerte es el vínculo entre madre y bebé, y también mayor es el bienestar emocional de la madre. Todo apunta a que estos cambios son adaptativos y ayudan a fortalecer el vínculo madre-bebé.[86]

Un día soleado de marzo, de los pocos que nos ha regalado una primavera de lluvia sin fin, espero a Susana frente al Gregorio Marañón. Llega con los agobios del día a día agarrados a la espalda, pero con el entusiasmo haciendo contrapeso. Puede hablarse de tantas cosas con ella que una mañana no alcanza, pero vamos a comer juntas para que me cuente qué cree que puede explicar la neurociencia sobre el posparto. Y lo tiene claro cuando señala que es importante estudiar las bases cerebrales de la depresión posparto por dos motivos principales: por un lado, la razón económica y la social; por el otro, porque nos puede dar pistas sobre la fisiopatología, es decir, los mecanismos cerebrales que pueden promover o facilitar —o que contribuyen a— la depresión posparto. «Cuando hablo de neurociencia, hablo de neurociencia puesta en contexto con todo el sistema de la madre. Estamos intentando diagnosticar depresión posparto como quien se pone a hacer una casa empezando por el tejado. Es decir, no tenemos un modelo de la normalidad», explica.

Hasta ahora, los estudios de la depresión posparto no contaban con un modelo que explique qué pasa en un cerebro neurotípico cuando te quedas embarazada, para poder identificar desviaciones respecto a esa normalidad. Cuenta Susana:

> No podemos reconocer lo anormal si antes no entendemos cómo son los cambios normales. Y hasta ahora no teníamos ese conocimiento:

no sabíamos cómo cambia el cerebro de la mujer durante la gestación y el posparto. Ahora comenzamos a descubrirlo. Todavía no sabemos con precisión cómo cambian la conectividad, el flujo cerebral o la función del cerebro en ese periodo. Estas son precisamente las preguntas que queremos ir respondiendo. Pero lo fundamental es construir ese mapa, ese atlas que recopile qué ocurre en condiciones normales. A partir de ahí, podremos detectar qué sucede cuando aparece una patología.

Exterogestación en peligro de extinción

A la manifestación del 8 de marzo de 2024 acudimos con una pancarta que decía: «EXTEROGESTACIÓN EN PELIGRO DE EXTINCIÓN». Recuerdo haber pensado aquel día que las proclamas sobre maternidad solo estaban presentes en ese pequeño reducto que son los *baby blocks,* y en algún grupo pequeño como el nuestro, formado por madres con niñas mayores. A una amiga, que nunca había oído la palabra «exterogestación», aquello le hizo mucha gracia. Supongo que como a la mayoría de quienes leyeron aquel cartel.

Se entiende por exterogestación los siguientes nueve meses tras el nacimiento, durante los cuales el bebé sigue desarrollándose fuera del útero. Según explica Darcia Narvaez, profesora emérita de Psicología en la Universidad de Notre Dame, durante esos meses, el recién nacido espera un «útero externo»[87] que aporte unas condiciones similares al útero materno para que ese progreso suceda de forma saludable. Esto se debe a que la mayor parte del desarrollo cerebral ocurre fuera del útero, para que el nacimiento sea posible. «Los huesos del cráneo de un bebé no se fusionan hasta alrededor de los dieciocho meses con el fin de permitir un gran crecimiento cerebral, que requiere de un entorno de cuidados emocionales y físicos, como llevar al bebé en brazos y la lactancia materna», señala.

Nils Bergman, uno de los mayores expertos en el campo de la neurociencia perinatal y uno de los promotores del «método canguro», descubrió —mientras trabajaba en la Maternidad del Hospital de Mowbray, Sudáfrica— la importancia de no separar a madre y bebé durante las primeras horas tras el nacimiento, y la necesidad de que haya un contacto estrecho varios meses después. En una entrevista para *El País,* lamentaba lo mucho que queda por hacer para que los profesionales sanitarios sean plenamente conscientes del impacto que tiene la separación madre-bebé a nivel fisiológico y neurológico. También de los efectos de las intervenciones durante el parto. «Quizás lo más peligroso sea "asumir" que no hay riesgo ante una intervención. Es cierto que a veces las intervenciones son absolutamente necesarias, pero, aun así, es vital saber qué efectos negativos tienen nuestras intervenciones necesarias para poder mitigar o disminuir la adversidad que sigue», explicaba.[88]

Esto no solo es importante cuando todo puede colocarse bajo el paraguas del «parto normal». Los bebés que nacen de forma prematura o enfermos también requieren que no haya separación de la madre —o de una persona que la sustituya cuando esto no es posible—. Así lo sostiene la evidencia científica más reciente —incluidas recomendaciones y guías publicadas por la OMS entre 2015 y 2023—, que ha concluido que el contacto piel con piel continuo entre madre y bebé mejora la supervivencia, el desarrollo neurofisiológico del bebé y la conexión neuroendocrina.

En el contexto de la depresión posparto, al igual que de otros trastornos del posparto, el contacto con el bebé y la lactancia materna favorecen el vínculo y la recuperación de la madre. Por eso, la separación ha de ser una medida extrema, a la que solo se debería recurrir cuando hay un riesgo real e inminente para el bienestar del bebé o de la madre. Y, aun así, debe considerarse como algo temporal y llevarse a cabo con mucho cuidado emocional. «No se puede pensar en una atención de la salud mental de las madres sin tener en cuenta al bebé», explica Lluïsa García Esteve.

En algunos países, como Reino Unido —referente mundial en el ámbito de la salud mental materna—, Francia, Canadá y Australia, existen programas de salud mental perinatal que incluyen la existencia de una red de unidades madre-bebé en hospitales. Este recurso permite atender en un entorno hospitalario a las mujeres con trastornos mentales durante la etapa perinatal que así lo requieran sin que tengan que separarse de sus bebés. «Cuesta mucho entender que no se haya hecho casi nada en España cuando es un tema que está vinculado a momentos —el embarazo, el parto y el posparto— en los que existe una vulnerabilidad psíquica», señala la psiquiatra.

El recorrido para llegar a implementar este modelo es complejo y pedregoso. Según Lluïsa, para lograrlo es fundamental crear previamente una unidad de salud mental perinatal. Y esto es algo relativamente reciente en España. Se considera pionera la del Clínic de Barcelona, que en 1989 dio respuesta a la falta de atención a la salud mental de mujeres embarazadas y puérperas en un momento en el que no había nada. Empezaron a tratar de forma ambulatoria a las pacientes con trastornos en etapa perinatal, pero no fue hasta 2018 cuando se inició en dos fases un proyecto de salud mental perinatal. La primera fase consistió en la consolidación de la consulta externa existente y en la creación de un hospital de día madre-bebé, inspirado en lo que la psiquiatra, promotora de este proyecto, había visto en Londres, a donde viajó para conocer de primera mano las unidades madre-bebé de ingreso hospitalario total. «Vimos que disponer de un hospital de día podía ser muy útil, más barato, y que no interrumpía la convivencia de la madre con su entorno».

El hospital de día se inauguró con una capacidad para diez madres y diez bebés, pero actualmente su aforo se ha triplicado. Está prevista una segunda fase que consiste en la creación de una unidad de ingreso hospitalario conjunto para los casos más graves de salud mental materna (psicosis posparto, trastorno bipolar descompensado, depresiones graves en las que corren riesgo la madre y el bebé). «El hospital de día hay que entenderlo como un dispositivo a medio camino: no es un ingreso, ni un lugar de reunión para madres, sino que se generan intervenciones terapéuticas con distintos especialistas», sostiene Lluïsa. Aquí se realizan intervenciones multidisciplinares, desde la psiquiatría, la psicología clínica, la psicología infantojuvenil, la enfermería de salud mental, la enfermería pediátrica y el trabajo social. Un ejemplo concreto de intervención se da en el caso de madres que experimentan fobia de impulsión, como es el temor a ahogar al bebé durante el baño. En esta situación, se lleva a cabo un abordaje que implica exponer a las madres a la tarea del baño de su criatura, pero con el respaldo y el acompañamiento de profesionales especializados.

En España no existe todavía un plan nacional que contemple la implementación en todos los territorios de un modelo de ingreso conjunto, lo que obliga a que muchas madres se separen de sus bebés cuando requieren ingreso psiquiátrico, ya que terminan en una unidad de psiquiatría convencional. Es cierto que hay grupos de profesionales en algunos hospitales sensibilizados con esta necesidad que van dando pasos en este sentido. Es el caso del Hospital de Llerena, en Badajoz, que en diciembre de 2022 incorporó la posibilidad de hospitalizar a madres con trastornos graves junto a sus bebés, según sus necesidades. Ana fue la primera mujer ingresada allí por una depresión posparto grave. Me contaba en un reportaje que tener a su bebé cerca le permitió aferrarse a un motivo por el que mejorar para salir del hospital. «Nosotros tenemos un vínculo madre-hijo totalmente normal. Supongo que el no separarnos en ese tiempo nos ayudó a mantenerlo», decía.[89]

En 2018, en el Parc Sanitari Sant Joan de Déu (PSSJD) se creó un grupo de trabajo de salud mental perinatal,[90] compuesto principalmente por psiquiatras, psicólogas y matronas, con el objetivo de mejorar la atención en esta área. El trabajo inicial consistió en homogeneizar la atención perinatal en los Centros de Salud Mental de Adultos (CSMA) del PSSJD, mediante la implementación de programas específicos. Tres años después, en 2021, lograron poner en marcha una unidad de ingreso conjunto en el área materno-infantil del Hospital de Sant Boi de Llobregat. Un ingreso que en este caso requiere del acompañamiento de algún familiar las veinticuatro horas para minimizar riesgos, lo que puede dejar fuera a algunas mujeres que no cuentan con esta posibilidad.

Alexia Camuñas es una de las psiquiatras que han impulsado la creación de esta unidad. Cuenta que, desde que arrancó, se han llevado a cabo trece ingresos respetuosos madre-bebé, y que la duración media de esos ingresos ha sido de casi diez días. ¿Por qué lo necesitan? ¿Cuáles son los motivos que las llevan a ser ingresadas? Explica la psiquiatra que el tema de los diagnósticos presenta cierta complejidad, ya que incluyen desde depresiones graves y psicosis puerperales hasta cuadros que podrían indicar un trastorno bipolar en ciernes, por ejemplo.

Desde el equipo del que forma parte han observado un aumento de los ingresos voluntarios. La explicación llega sola: las madres ya no tienen miedo a separarse de sus bebés. Sobre el papel, eso sí, el ingreso se ha mantenido como involuntario. Cuenta Alexia que esto responde a criterios médicos:

> Se trata de una medida de protección en caso de que la paciente solicitara el alta voluntaria tras haber accedido inicialmente al ingreso. En estas situaciones, se valora que, debido a su estado psicopatológico y los riesgos asociados, no sería posible facilitar el alta de forma segura.

Sobrevivir a la oscuridad

Luis y Nélida se conocieron una noche en Madrid. Eran jóvenes, tenían una vida plena y, juntos, la felicidad se multiplicaba. Todo era fácil, agradable, tanto, que al poco tiempo empezaron a convivir. Fue entonces cuando Luis empezó a insistir en tener hijos, pero Neli se resistía. Al final, sucedió lo inevitable: ella terminó conectando con el deseo de ser madre, que se ocultaba en algún lugar, y a los dos meses de intentarlo se quedó embarazada. El embarazo y el parto transcurrieron por los senderos de la normalidad. Todo estaba bien. Todo iba bien.

En *La otra cara,* de Esther Ramírez, cuando Nélida se convierte en madre, nada resulta ser como esperaba. La soledad, el aburrimiento, el cansancio y la incomprensión empezaron a sucederse en una noria que no dejaba de girar. «Podía engañar a todos diciendo que estaba bien; solo lloraba cuando estaba sola, el resto del tiempo lloraba por dentro, en silencio», dice la protagonista en algún punto de la novela.[91] Nadie advirtió lo que le pasaba, ni se tomó en serio las señales de dolor que Nélida manifestaba. Terminó lanzándose al vacío junto con su hija desde un noveno piso un día de primavera.

El suicidio es una de las principales causas de muerte durante el primer año tras el parto, y representa hasta el 20% de las muertes en este periodo a nivel mundial. La depresión posparto grave y otros trastornos mentales, como la psicosis posparto, están estrechamente relacionados con un mayor riesgo de que esto ocurra. Y, como en la historia que cuenta *La otra cara,* muchas de estas muertes incluyen suicidio ampliado.

Por la cabeza de Daniela pasó la idea de terminar con tanto dolor. Me cuenta por correo electrónico que su experiencia con la depresión posparto hay que situarla en 2015, con el nacimiento de su primer hijo. «Nació a través de cesárea de urgencia y estuve casi diez días en el hospital sin poder coger a mi bebé en brazos». Aquello marcó su camino: pasó un año con terribles dolores pélvicos, insomnio, ansiedad y sentía una profunda desconexión emocional hacia su hijo. A pesar de recibir varias opiniones médicas, nunca le dieron un diagnóstico claro; hasta que, casi un año después, se dio cuenta por sí misma de que estaba lidiando con la depresión.

Dice que fue un periodo de mucha soledad y malestar, y en un momento de crisis pensó en ponerle fin a su vida. Eso fue lo que la llevó a pedir ayuda a su pareja y comenzar una terapia psicológica que se ha extendido durante varios años, y que la ha ayudado a poner límites a su familia y a procesar todo lo sucedido de la mejor manera. Como pareja también recurrieron a terapia conjunta, algo que cree que fue esencial para sanar la relación con su marido. «Ha madurado mucho y me ha apoyado en todo el proceso», dice. Después de un aborto durante su segundo embarazo, ha tenido otro hijo y esta vez se siente más consciente y feliz, con una experiencia de parto y posparto completamente diferente y sin depresión.

Según un artículo publicado en 2024, se estima que el 20% de las muertes maternas se deben al suicidio durante el embarazo y el posparto, con una prevalencia de doscientas diez por cada cien mil en el posparto.[92] Como señala Paloma Serrano, psicóloga y educadora social, en la etapa perinatal pueden verse afectadas varias dimensiones que envuelven a la díada, como los antecedentes de salud en la propia biografía materna, adversidades socioeconómicas o las expectativas sociales relacionadas con la maternidad y el estigma frente a la salud mental, provocando en la mujer miedo o vergüenza a solicitar los apoyos necesarios para la situación que atraviesa.[93]

En países como Estados Unidos, Canadá o Reino Unido cuentan con registros avanzados que miden la salud mental perinatal, y en los que pueden encontrarse algunos datos importantes acerca de las muertes maternas en esta etapa. Reino Unido fue pionero, ya que comenzó a desarrollar este tipo de análisis en la década de 1950. Primero, el Confidential Enquiry into Maternal Deaths (CEMD), que recopilaba de manera sistemática y confidencial datos sobre muertes maternas. A lo largo de los años, las investigaciones sobre estos fallecimientos se fueron ampliando, reconociendo no solo las muertes durante el parto o poco después del nacimiento, sino también aquellos casos relacionados con problemas de salud mental, complicaciones del embarazo y el parto, y otros factores, como los suicidios. Desde 2012, MBRRACE-UK (Mothers and Babies: Reducing Risk through Audits and Confidential Enquiries) no solo revisa las muertes maternas, sino también las muertes fetales y neonatales, proporcionando más información sobre la salud perinatal. Este tipo de análisis se acompañan en Reino Unido de una estrategia de prevención del suicidio que incluye a las mujeres embarazadas y en posparto. Una estrategia que se centra, como no podía ser de otra manera, en mejorar el apoyo y el acceso a los servicios de salud mental para las mujeres en momentos de gran vulnerabilidad como son el embarazo y el posparto.

En 2022, España registró la cifra más elevada de suicidios: más de cuatro mil muertes, de las cuales el 70% tienen rostro de hombre y el 26% de mujer. Sin embargo, aunque es ampliamente conocido que el suicidio en periodo perinatal es elevado, los datos relacionados con el suicidio materno en esta etapa no se han desglosado de manera específica y pública. Son muchas las voces que reclaman un cambio en este sentido y la necesidad de dar pasos hacia sistemas de medición que ayuden a entender mejor los riesgos y las soluciones a esta problemática. En el Instituto Europeo de Salud Mental Perinatal, un comité técnico trabajó entre 2024 y 2025 en la elaboración del Plan Estatal de Prevención del Suicidio 2025-2027 del Ministerio de Sanidad. «Hemos trasladado la petición de que se soliciten al INE los datos de muerte materna por suicidio en el año que sigue al parto», señala Paloma Serrano, una de las psicólogas del IESMP que ha participado.

Sabemos que la depresión posparto es un trastorno que, si se cronifica, puede tener consecuencias muy graves. Pero también que tiene tratamiento y es reversible. La prevención, así como la detección del riesgo de suicidio en las mujeres varadas en el periodo perinatal a través de herramientas específicas de aviso —como el estallido de la alarma de un comercio—, resultan fundamentales. También en el acceso a los servicios especializados. «Para salvar vidas, debemos asegurarnos de que todas las mujeres puedan tener acceso a la atención profesional y al apoyo necesario, cuando y donde lo necesiten», dijo en una ocasión la directora de la Maternal Mental Health Alliance de Reino Unido.

Porque, para sobrevivir a la oscuridad, es necesario que alguien venga a encender una luz.

4. LA PRESIÓN DE LAS MADRES

Decapito a la madre perfecta que amenaza con surgir en mí.

AMANDINE DHÉE,
La mujer borrador

Carmen tiene cuarenta años y una mochila llena de culpas. Dio a luz a su primera hija hace tres, y a la segunda hace año y medio, y aunque nunca se le diagnosticó depresión posparto, siente que esta la atravesó cuando fue madre por primera vez. A las continuas discusiones con su pareja se sumó una inseguridad enorme en sí misma. «Pensaba que no valía, que no estaba a la altura, y que cualquiera podía saber más que yo o hacer las cosas mejor. Esto hizo que no me apegara a mi niña lo que me habría gustado. El vínculo llegó tiempo después», cuenta. En su maternidad también había toda una subestructura de miedos que le impedían disfrutar de la pequeña. «Soñaba muchas veces que mi hija se moría y que le pasaban cosas horribles».

Fue a terapia, y dice que esto le sirvió mucho para empoderarse y seguir adelante. «Ser escuchada y validada, cosa que en casa no ocurre mucho, fue lo que más me ayudó». También poder compartir desahogos y charlas con una amiga en la misma situación, incluso aunque la mayor parte de ese consuelo llegara a través de audios de WhatsApp a las horas más extrañas:

> Me apena mucho que con mi primera hija no haya conectado desde un principio y que se haya apegado más a su padre. Con el tiempo he intentado recuperar el vínculo y lo intento cada día, pero quería tener otra oportunidad de vivirlo de otro modo. Y así fue cuando nació mi segunda hija.

En *La represión del deseo materno y la génesis del estado de la sumisión inconsciente,* la pensadora Casilda Rodrigáñez Bustos pone sobre la mesa cómo el sistema patriarcal y la imposición de un rol de madre ideal pueden generar un malestar profundo en las mujeres, enraizado en la angustia y la desesperación. No estar a la altura de ese ideal materno —construido desde mandatos culturales y no desde el deseo profundo de cada mujer— provoca culpa, autoexigencia y una terrible desconexión con el propio cuerpo y con la criatura. Casilda señala que esta represión no solo afecta a la vivencia de la maternidad, sino que funciona como un mecanismo de control afectivo y psíquico, que instala la sumisión como forma de existencia. Esto lo resume muy bien la escritora Mar García Puig:

> Las madres estamos abocadas al fracaso. Porque en toda vida hay caídas. Y al ser nosotras la vía de entrada de esa vida al mundo, no hay nada más fácil que erigirnos en las culpables. Hay un foco que nos deslumbra y nos somete al mayor de los escrutinios, cargamos con la maldición de la maternidad bajo vigilancia: se nos ridiculiza cuando se considera que nuestras demostraciones de afecto e inquietud son desmesuradas, se nos criminaliza cuando se juzga que desatendemos a nuestros hijos. En la cocina del patriarcado, las mujeres nunca

> podremos dar con las dosis exactas de los ingredientes de la buena maternidad. A ninguna mujer se la cubre de gloria por hacer de madre de sus hijos, al fin y al cabo, está en su instinto, pero si no lo hace, se convierte en la encarnación del mal.[94]

¿Cuántas madres han vivido en sus carnes esta exigencia? Una amiga me contaba —en uno de esos audios de WhatsApp que son un salvavidas para las madres— que cuando su pareja llevó a la niña a la sesión con la psicóloga, esta le dijo lo buen padre que era, lo implicado que estaba en sus cuidados. «¿Te imaginas que nos dijeran eso a nosotras?», me preguntaba. Las madres, como tan bien relata Mar, nunca logramos dar con los ingredientes de la buena maternidad porque para nosotras son muchas y variadas las exigencias.

Al pediatra y psiquiatra inglés Donald Winnicott se le conoce por haber desarrollado, entre otros, el concepto «madre suficientemente buena». Atendiendo a mujeres de bajos recursos, que no tenían acceso a los manuales de crianza que se habían popularizado entre las familias acomodadas, se dio cuenta de que aquellas criaban a sus hijos sin problemas siguiendo su instinto, esa palabra maldita que encierra algún que otro secreto olvidado. Las «madres suficientemente buenas» serían aquellas que están presentes y disponibles, capaces de atender las demandas de la criatura y de demostrarle su amor, pero que también cometen errores, también se equivocan. Puede que no haya una mejor definición de lo que nos hace humanas: estar, sabiendo lo que podemos aportar (y lo que no), y ser conscientes de la finitud e imperfección de nuestro ser. El amor y la compasión caminando de la mano. Y saber que «somos» en relación con los otros. La psiquiatra Ibone Olza lo recuerda a menudo en las clases que imparte en el Instituto Europeo de Salud Mental Perinatal: no existe un bebé sin su madre y, al mismo tiempo, no existe una madre que pueda cubrir todas las necesidades de una criatura. Insiste también en una idea que toma de Brofenbrenner: alguien tiene que estar enamorado del bebé. Si la madre no está disponible, tiene que haber una persona, o un grupo de personas, que la sustituya.

En la película francesa *En buenas manos,* de la directora Jeanne Herry, se ve claramente esta idea. Théo es un recién nacido que ha sido entregado en adopción por su madre biológica, que no se siente preparada para ser madre. En la crudeza de esta historia se halla también la belleza: el cuidado exquisito de todo un equipo de profesionales —trabajadores sociales, pediatras, enfermeras, psicólogas— que forman el tejido amoroso que debe envolver el acompañamiento en la transición hacia su nueva familia.

En la depresión posparto ese equipo puede ser aquel que forman los abuelos, la pareja, una amiga, una tía. Y también, como apunta la psicóloga perinatal Liset Álvarez, la asistencia por parte de matronas, asesoras de lactancia y psicólogas perinatales que intervengan en los primeros días con la madre y todo el sistema familiar.

La transparencia psíquica

En su biografía de Marguerite Duras, la periodista francesa Laure Adler explica que la escritora siempre tuvo miedo de volverse loca. También que tardó mucho en percatarse de que su madre lo estaba. «Muy tarde, demasiado tarde, se dio cuenta de que su madre estaba loca: lo dijo, lo escribió. Como para exorcizar su propio contingente de locura».[95] No resulta sorprendente que la figura materna sea el tema que atraviesa obsesivamente la obra de Duras. Su padre murió cuando ella era aún muy pequeña, y desde entonces quedó expuesta a la violencia y la hostilidad de su madre. Esta, junto con su hermano mayor, ejercía sobre Marguerite un maltrato constante, que incluía insultos, humillaciones y palizas. Esto marcaría también su forma de vivir la maternidad: tensionada y ambivalente, pero profundamente vinculada a su hijo, Jean, en el que volcó el amor que no pudo experimentar con su madre.

¿Fue la maternidad una oportunidad para sanar sus traumas? ¿Qué contradicciones la acorralarían cada día como madre? ¿Puede una sacudirse la violencia con la que ha crecido? Para Marguerite, la maternidad es importante. De hecho, una mujer realizada es, para la autora, una madre:

> La maternidad no es la paternidad. En la maternidad, la mujer entrega el cuerpo a su hijo, a sus hijos, estos se ponen encima de ella como sobre una colina, o como en un jardín, se la comen, le dan golpecitos, se duermen encima y ella se deja devorar y a veces es ella la que se duerme con ellos encima de su cuerpo. En la paternidad no pasa nada de todo esto.[96]

La madre ha sido el terreno de la escritura para muchas autoras. «Deseoso aquel que huye de su madre», leemos en *El corazón del daño,* de María Negroni [2023]. Madres violentas, madres alcohólicas, madres infelices, madres invisibles, madres que sufren, madres que aman, madres que cargan con su propia biografía de plomo, madres que cuidan. Madres que dejan una huella que condiciona y acompaña el resto de la vida. «La infelicidad es irracional. Hay quien carga con ella al nacer y quien, supliendo su falta de predisposición natural, permanece tanto tiempo contemplándola en su madre que llega a sentir sus espinas en la propia piel», escribe Carmen

Verde en *Una mínima infelicidad* [2024]. La mexicana Ave Barrera también recorre la figura materna en *Notas desde el interior de la ballena:*

> Soy su piedra de Sísifo, su gran decepción, el fracaso nuestro de cada día, su eterna mueca, la respiración tensa, el cuello duro, la cabeza que niega desaprobación: ay, mi hijita, mi hijita... Las mujeres somos vasijas para los deseos de los demás, vasijas frágiles que acaban por romperse.[97]

Para Ave, escribir este libro durante el duelo por su madre fue una catarsis, pero también un artefacto de culpa:

> Siento como si abriera la reja de algo que estuvo contenido durante todo este tiempo, removiéndose en la oscuridad. Lo que ahora amenaza con devorarme no es su recuerdo o el dolor de su partida. Es la imposibilidad de restaurar los vacíos de nuestras mutuas ausencias.[98]

El pasado y el presente conviven como pueden. La fotógrafa Ana Casas Broda es madre de dos hijos: Martín, nacido en 2003, y Lucio, en 2008. Fue su maternidad la que despertó en ella la necesidad de explorar la experiencia desde lo creativo. En 2006 inició *Kinderwunsch,* un proyecto fotográfico y literario en el que trabajó durante siete años y que le permitió transitar el deseo de ser madre y la construcción del vínculo con sus hijos. En el libro, lo corporal y lo doméstico tienen un peso central, y sirven a la autora para visibilizar aspectos muchas veces ocultos de las relaciones familiares. También le sirvió a la autora para entender que, para poder habitar el presente con sus hijos, debía atravesar la oscuridad de su infancia, escuchar a su cuerpo y abrazar a la niña que fue con el amor que siempre esperó. Y cuenta:

Borrarme, borrar mis deseos. Esperar que mi madre vuelva, esperar que me quiera sin condiciones, me proteja, esperar. Sigo esperando. ¿Por qué tardé tanto en entenderlo? Mis hijos me ponen en ese escenario. Ir y venir de esa escena sin cesar, no poder detenerme. Por eso el agotamiento. Por eso la ira.[99]

La psiquiatra y psicoanalista francesa Monique Bydlowski desarrolló el concepto «transparencia psíquica» para describir un estado particular de sensibilidad mental que muchas mujeres experimentan durante el embarazo. En este periodo afloran recuerdos, especialmente de la infancia, que ayudan a la mujer a imaginar a su futuro bebé y a conectar con su propia biografía. Este proceso puede facilitar una mejor comprensión de las necesidades del recién nacido, pero también puede reactivar vivencias traumáticas o angustiosas. Por ello, según Bydlowski, la calidad del vínculo con el bebé puede depender en parte de la capacidad de la madre para elaborar la relación con sus propios vínculos primarios.

Cuando la poeta Ana Valín García se quedó embarazada de su segundo hijo, empezó a pensar que acabaría incurriendo en los mismos errores que cometieron con ella durante su infancia. Creció en un entorno rígido, donde el castigo pesaba más que la recompensa y los halagos eran sustituidos por exigencias constantes. Enfrentarse a esa herencia emocional y tratar de criar desde un lugar distinto le resultó tan abrumador que la llevó a desbordarse en la oscuridad cuando nació su bebé. En una entrevista, decía:

Me percaté de que llevaba varios días sin ducharme, muchas horas sin comer y de que lloraba a veces hasta sin darme cuenta. Entonces, todo se rompió dentro y fuera de mí. Lo que me asustaba no era

> volverme una mala madre, sino ser una madre intransigente que no permite que sus hijos cometan sus propios errores.[100]

Le diagnosticaron depresión posparto e ingresó en una clínica durante un tiempo. Allí, un médico le recomendó escribir todo lo que estaba viviendo, y cuando paró se dio cuenta de que había construido un poemario: *La muerte de Alicia (o el ocaso),* que sería publicado en 2023. Aquella catarsis fue sanadora, y la ayudó a elaborar aquello que había aflorado desde lo más profundo.

En un artículo de 2012 sobre el papel de los programas de psiquiatría perinatal, las autoras recuerdan que la psicoterapia puede ser útil para comprender y procesar las experiencias pasadas que han sido particularmente traumáticas. Investigadoras como Selma Fraiberg —señalan— han explicado que quienes logran recordar y enfrentar su dolor, en lugar de negarlo o evitarlo, tienen más posibilidades de criar a sus hijos sin repetir el trauma. Que explorar la historia personal durante el embarazo favorece la empatía con el futuro bebé. Por eso, es importante el apoyo no solo de la pareja, cuando la hay, y de la familia, sino también de los profesionales de la salud que tienen en sus manos un artefacto preventivo. Porque el posparto es una etapa vulnerable pero también una oportunidad para sanar las heridas de la infancia.[101]

Aceptar la nueva identidad

Escribe Jane Lazarre en *Maternidad y activismo:*

> Cuando me convertí en madre, me convertí en algo completamente nuevo y, aunque no lo supe inmediatamente al abrazar a mi hijo

recién nacido, ese nuevo yo iba a exigir un nuevo conocimiento, un aprendizaje emocional e intelectual, un complejo entramado de toma de conciencia que no puedo menos que calificar de transformador.[102]

Hacer esta reflexión no es nada fácil en un contexto que muchas veces te empuja a seguir siendo la misma persona que eras antes de haber atravesado un embarazo y un parto, como quien atraviesa un planeta nuevo.

El psiquiatra y psicoanalista Daniel Stern proponía que cuando nace un bebé, nace también una madre. De aquí parte una idea que sobrevuela su obra *El nacimiento de una madre:* dar a luz una nueva identidad puede ser tan exigente como dar a luz a un bebé. Convertirse en madre es un cambio físico y psicológico de los más significativos que una mujer experimentará jamás. Esto es algo que buscan explicar la psicología y la neurociencia maternal, como bien cuenta la neurocientífica Susana Carmona, pero también es algo que tratan de comprender las propias madres.

¿Quién soy yo ahora? ¿Dónde me sitúo?

A partir de 2005, con la llegada de plataformas como Blogger y WordPress, comenzaron a proliferar blogs que se convirtieron en puntos de encuentro y reflexión, en torno a los cuales se formaban comunidades de personas interesadas en temas comunes. La maternidad —y, en menor medida, la paternidad— también encontró su espacio en este nuevo entorno virtual en el que todo parecía estar por escribir y el relato íntimo tenía el eco de otras experiencias similares. Porque, a diferencia de otras blogosferas, la motivación principal en la blogosfera maternal era el desahogo. Pioneras como *Mamá (contra) corriente, Mamis y bebés, La aventura de mi embarazo, Diario de una mamá pediatra* o *Maternidad Continuum* encontraron aquí un espacio para contar el día a día de la crianza, e incluso reivindicar los cuidados. Hicieron del relato personal algo colectivo. Yo misma tuve un blog llamado *Marujismo* en el que escribía sobre mi experiencia, hacía entrevistas a personas que me parecían interesantes o compartía las recetas que nos gustaba preparar. «Todo lo que nunca pensaste que harías» era el eslogan de aquella bitácora que finalmente abandoné hace unos años.

Con la intención de establecer un punto de encuentro entre las blogueras de maternidad, la periodista Mónica de la Fuente creaba en 2011 la comunidad *Madresfera,* que comenzó con apenas veinte blogs y en solo tres años creció hasta agrupar a más de cuatro mil. Entre otras iniciativas, se ofrecían cursos, se organizaban eventos de interés para familias —como el «Madresfera Blogger's Day»— y alumbró una revista pionera: *Madresfera Magazine,* de la que mi pareja y yo tuvimos la suerte de ser parte. También se realizó, en 2015, una modesta investigación sobre la blogosfera maternal en español: *Madres, blogs y marcas: de la experiencia a la profesionalización.*[103] En este estudio, se observó que el perfil que está detrás de la blogosfera maternal lo componen mayoritariamente mujeres en torno a los treinta y cinco años, con estudios universitarios y familia. Muchas, además del desahogo, buscaban poder dar un giro a su vida y reinventarse, ya que eran profesionales que se habían visto expulsadas del mercado laboral u obligadas a salirse del sistema tras ser madres. Esta investigación apreció que la falta de profesionalización dificultaba la posibilidad de convertirlo en un medio para generar ingresos. Con el tiempo muchas de esas blogueras dieron el salto a las redes sociales, sobre todo a Instagram, dejando de lado los blogs. De hecho, *Madresfera* cerró en 2024, como consecuencia de ese abandono.

La blogosfera maternal puso de manifiesto las carencias y los rotos de los que adolece hoy la maternidad, los miedos y los retos de muchas madres. La soledad y la incomprensión eran dos de los males que asolaban a quienes escribían entonces sobre sus maternidades. Los juicios externos, los consejos no pedidos, el deterioro de la salud mental o el agotamiento extremo eran temas recurrentes que convivían en avenencia con otros más didácticos: alimentación, etapas del embarazo, parto, educación alternativa, hitos del desarrollo… Me pregunto cuántas madres no cayeron en la oscuridad de la tristeza o la depresión gracias a ese compartir. Cuántas encontraron sostén ante la desconcertante metamorfosis.

Maribel Jiménez andaba clasificando archivos en su ordenador cuando se topó con un proyecto que tenía inacabado desde hacía varios años: un libro en el que quería narrar su nacimiento como madre, algo que había vivido intensamente y que ya pincelaba en su blog *De mi casa al mundo.*[104] Se le ocurrió entonces que sería interesante iniciar un proyecto en el que, además de su experiencia, se recogieran las de otras madres, con contextos diversos, para mostrar esos cambios tan desconcertantes.

«Cuando hice el llamamiento en mi blog buscando mamás que quisieran compartir su testimonio, me llegaron en pocos días más de quinientas candidatas de diecinueve países distintos. Quise darles la oportunidad a todas ellas, así que establecí un programa de trabajo con unos compromisos y plazos de entrega», contaba Maribel en una entrevista para *Madresfera Magazine.* Después de seis meses de trabajo conjunto, en septiembre de 2015 el proyecto quedó materializado en un libro: *Mamamorfosis. Las 200 caras de la luna.* Este documento recopila los testimonios de doscientas madres de todo el mundo y recorre junto a ellas el camino que subyace al proceso de transformación que puede vivir una mujer al convertirse en madre: desde el primer anhelo de serlo hasta las últimas fases de la crianza. Explicaba Maribel:

> La maternidad no es esa fachada publicitaria que nos venden de mamá feliz, sino que esconde muchas cosas detrás, un reverso que a veces se presenta en forma de angustia, otras veces disfrazado de incomprensión o soledad. La crianza de un niño es una labor demasiado grande y ninguna mamá debería sentirse sola nunca.

Inevitablemente pienso en algo que escribió Carme Riera en ese precioso diario de embarazo que es *Tiempo de espera,* y que no ha perdido un ápice de contemporaneidad: «Busco entre mis libros alguno que trate de la maternidad. Me apetece saber cómo otras mujeres han vivido esta maravillosa y a la vez terrible metamorfosis».[105] El concepto de metamorfosis relacionado con la maternidad define bien cómo, además de los cambios físicos, también se produce una transformación de la identidad y de la forma de estar en el mundo. Desde aquí surge una necesidad profunda de compartir la experiencia con otras, de tejer redes con quienes han vivido o viven lo mismo, para sentirse comprendida, sostenida, menos sola.

Parcelamos quiénes somos según las edades, las etapas vitales y las experiencias importantes, los contextos que ocupamos, como si todo se redujera a estar o no estar. A ser o no ser. En un evento reciente relacionado con la maternidad, una de las asistentes aseguraba que, además de ser madre, quería volver a ser mujer. «Una madre reciente es una mujer de luto por esa otra mujer que deja atrás», escribía Berta

Dávila en *Los seres queridos* [2022]. ¿Qué hay detrás de esa necesidad constante de dividir lo que somos? ¿Qué nos empuja a definirnos? ¿Qué es ser madre y qué es ser mujer? ¿Se puede eludir la metamorfosis?

La protagonista de la novela *Las madres no* también siente que la persona que era antes de ser madre ha desaparecido:

> Después de tres meses sin dormir más de tres horas seguidas, después de visitas, primero semanales y luego quincenales, a la enfermera para controlar el peso del recién nacido, después de un registro exhaustivo de los excrementos, vómitos, mocos y toses del bebé, la identidad de madre había terminado por devorar todas las demás y había mandado a todos mis yos pasados al exilio más remoto.[106]

La escritora argentina Paula Vázquez hace un ejercicio de reflexión en torno a las consecuencias de la oposición a esta mutación en *La librería y la diosa:* «Un hijo ocupa y destruye lo que somos. No la ocupación sino la resistencia a esa ocupación, a esa necesaria transformación, es lo que puede devenir en locura».[107]

La vida cambia en un instante. La escritora Carolina Setterwall descubrió una mañana que su pareja había fallecido durante la noche. Tenían un bebé de ocho meses. Su historia la ha contado en *Solo nos queda esperar lo mejor,* un libro doloroso sobre el duelo que atravesó, pero en el que también analiza cómo fue para ella convertirse en madre. La transformación y la pérdida de ti misma para encontrarte en otra. «Convertirme en madre y aceptar que ya no era la misma persona fue más difícil de lo que esperaba», me decía en una entrevista.[108]

Hay una parte del libro en la que narra de modo muy realista cómo es el posparto para muchas mujeres:

Se ha demostrado que mis reservas para imprevistos eran menores de lo que había calculado, y que no tengo la fuerza ni la confianza en mí misma que pensaba que tendría como madre novel. Creía que no tardaría mucho en encontrarme a gusto en mi papel. Que asumiría de la manera más natural la maternidad y sus obligaciones. Que sería suficiente con que el bebé naciera sano y en perfecto estado para que el resto se resolviera por sí solo.[109]

Carolina contaba que, aunque nunca le diagnosticaron depresión posparto, sabía qué era y dónde buscar ayuda si la necesitaba:

Al menos entre las mujeres que me rodean no lo vivimos como un tabú. Es una suerte porque considero que es un tema muy importante para poder hablar. Dicho esto, me sorprendió —e incluso me avergonzó— lo vulnerable y frágil que me sentía después de tener a mi primer bebé. Convertirme en madre y aceptar que ya no era la misma persona fue más difícil de lo que esperaba.[110]

Lo que (no) se cuenta

Muchas de las mujeres que han hablado públicamente sobre el montañoso camino de la depresión posparto lamentan que aún no se haya roto del todo el tabú que sigue cercando a este trastorno. Un tabú que no solo entorpece la búsqueda de tratamiento y acompañamiento, sino que ni siquiera deja margen para la queja. Porque sucede que este tipo de depresión, además de cargar con el estigma que parece inherente a los problemas de salud mental, arrastra también la presión de la felicidad asociada a la maternidad. Todo es blanco, silencioso y mullido en el universo maternal.

Es cierto que los medios de comunicación han podido contribuir a la construcción de esa imagen idealizada de la maternidad en la que el sufrimiento no tiene lugar. Como periodista, me pregunto si se está produciendo el cambio necesario en esta narrativa, si la depresión posparto se visibiliza como es debido, si el tratamiento de esta información en torno a la salud mental perinatal es el adecuado. El lenguaje importa, pero también las fuentes, los datos, las voces de las madres, los documentos que levantan el texto, como si fueran los elementos que erigen un edificio. ¿Cuántas periodistas especializadas en maternidad e infancia hay? ¿Cuántas secciones específicas en los medios que traten esta temática? Estos asuntos no siempre tienen cabida en portada, ni mucho menos en determinadas secciones. Cuesta que los medios entiendan la necesidad de hablar de ello de forma rigurosa, y que existe la posibilidad de enfocarlos desde otros prismas más allá del *clickbait* o del fangoso sensacionalismo.

En 1992, *El País* publicaba una noticia breve que informaba de la absolución de una mujer de veintisiete años acusada de matar a su bebé, al considerar como eximente la depresión posparto que sufría, y que «anulaba de forma absoluta su capacidad de obrar y discernir». En el texto aparecen datos que vulneran la intimidad de la familia, y se dan detalles innecesarios. También se pone en duda la declaración de la madre:

> La madre indicó en el juicio celebrado el pasado 1 de octubre que no recordaba nada de lo sucedido, aunque la fiscal del caso, Isabel Uceda, recordó que, en una declaración realizada tras el descubrimiento de la muerte de la niña, María del Carmen sí dijo que había tapado la boca y la nariz de su hija.[III]

Como colofón se menciona que el marido rechazó en el juicio la indemnización de varios millones de pesetas porque aseguró que aún quería a su esposa.

Tres décadas después, cuestiones como el derecho a la intimidad, la perspectiva de género o la importancia de no revictimizar están más presentes. Se da más espacio a los testimonios de las madres y a las explicaciones de expertas, como psicólogas, matronas o psiquiatras. Pero el periodismo, en general, sigue careciendo de una mirada perinatal que comprenda la complejidad de este periodo.

En torno al Día Mundial de la Salud Mental Materna, celebrado el primer miércoles de mayo desde 2016, diversos colectivos y profesionales impulsan cada año campañas y acciones para concienciar de los desafíos que enfrentan las madres durante la etapa perinatal. En algunos medios se han hecho modestas coberturas. El Instituto Europeo de Salud Mental Perinatal (IESMP), por ejemplo, lanzó en 2020 la campaña «#NOeresmalamadre» para combatir el estigma asociado a las dificultades emocionales durante la maternidad. En 2023 impulsaron también «Las voces de las madres» para poner el foco en la necesidad de escuchar los relatos maternos. La Asociación Española de Psicología Perinatal (AEPP) y la Sociedad Marcé Española (MARES) han elaborado de forma conjunta vídeos y documentos de utilidad, como una Guía de Medios[112] con recomendaciones para informar adecuadamente sobre la salud mental en la etapa perinatal, buscando evitar el sensacionalismo y promover una comunicación respetuosa y precisa.

En demasiadas ocasiones la información que marca la agenda es otra, y las campañas de concienciación y prevención de los problemas de salud mental materna no siempre tienen el alcance que deberían. Hay una idea ampliamente repetida que dice que «de lo que no se habla, no existe». Lo señalaba la periodista Claudia Segura en un reportaje en *La Vanguardia.* «El mensaje es claro: hablar abiertamente sobre la depresión posparto y asegurar el acceso universal a los servicios de salud mental son pasos cruciales hacia una sociedad igualitaria donde la salud materna se prioriza y se protege como cualquier otra condición médica», concluía.[113]

Que personajes de relevancia hayan dado voz a este trastorno ha contribuido a que se establezca este diálogo. Aunque me llama la atención que, salvo alguna excepción, la mayoría de las noticias y entrevistas aparecen en medios o secciones de corte rosa. Apenas hay textos en los que se profundice en la experiencia desde un punto de vista analítico, que se ponga en relación con el contexto, las circunstancias. A menudo, las declaraciones provocan una reacción inmediata que nos lleva a pensar en esa frase que dice: «Los ricos también lloran».

La actriz estadounidense Brooke Shields fue una de las primeras en abrir el camino y habló abiertamente de la depresión posparto que sufrió tras el nacimiento de su primera hija, Rowan. Su historia quedó recogida en el libro *Down Came the Rain:*

> Más allá de que físicamente me sentía incapaz de llevar a cabo muchas de las tareas básicas de la maternidad, tampoco sentía ganas de acercarme demasiado a Rowan. No era que me asustara que fuera demasiado frágil; simplemente no sentía el deseo de cargarla. Siempre que he estado cerca de un bebé, cualquier bebé, he sentido el impulso de sostenerlo. Me impactó no tener ese deseo con mi propia hija.[114]

Lo superó con apoyo y medicación, y al cabo de un tiempo, tras varios tratamientos de reproducción asistida, tuvo a su segunda hija, Grier.

Gwyneth Paltrow también habló en 2011 sobre su depresión posparto tras el nacimiento de su segundo hijo, Moses. «Me sentía como una zombi. No podía sentir nada en mi corazón. No tenía ninguna emoción. No me sentía conectada», contó a la revista estadunidense *Good Housekeeping*. En 2012 lo hizo la cantante canadiense Alanis Morrissette, quien en una entrevista en *Good Morning America* explicaba que lo había contado para normalizar una realidad y alentar a otras madres: «Fue un momento realmente intenso, y si pudiera compartir algo con cualquiera que esté pasando por lo mismo, sería animarle a buscar ayuda y a pedirla un poco antes de lo que lo hice yo», explicaba.[115] Alanis sufrió depresión posparto por primera vez tras el nacimiento de su hijo mayor, Ever Imre, en 2010. En aquella ocasión no reconoció los síntomas de la depresión posparto hasta pasados dieciséis meses. Hubo más. La segunda vez ocurrió tras el nacimiento de su hija Onyx Solace, en 2016. En 2017 habló en la revista *People* de la «devastadora depresión posparto que comenzó segundos después del nacimiento de su hija» y que la acompañó durante catorce meses.[116] La tercera fue después de dar a luz a su hijo Winter Mercy en 2019. Morissette ha transformado su experiencia personal en una poderosa forma de activismo, dando visibilidad y voz a la depresión posparto. También en su obra artística se refleja esta vivencia. En 2020 publicó *Such Pretty Forks in the Road,* un disco en cuyos temas canalizaba su vulnerabilidad y el proceso de recuperación, y con el que muchas madres en situaciones similares se han sentido interpeladas.

Adele «salió del armario» en este aspecto en 2016. En una entrevista con *Vanity Fair,* la cantante británica reveló que, en 2012, tras el nacimiento de su hijo Angelo, sufrió una grave depresión posparto: «Estaba obsesionada con mi hijo. Me sentía muy inadecuada como madre».[117]

En España, no hay referentes que hayan mostrado tan claramente la depresión posparto con todas las letras. La periodista Samanta Villar contó su experiencia como madre en el libro *Madre hay más que una.* En una entrevista para el portal *Webconsultas,* publicada en 2017, me explicaba que escribió la parte del libro en la que habla del posparto «a contrarreloj, entre toma y toma», ya que estaba cuidando de sus dos bebés de seis meses. Reconocía que, a pesar de estar mentalmente preparada para las dificultades de la maternidad, la realidad la sobrepasó: «Yo antes pensaba que la depresión posparto se daba porque las mujeres idealizaban mucho la crianza y luego se daban cuenta de que era otra cosa. Pero es que incluso a mí, que ya pensaba que iba a ser esa otra cosa, se me cayó encima el mundo».[118] Aunque nunca mencionó haber sufrido depresión posparto, sí visibilizó los conflictos emocionales y la ambivalencia que le supuso a ella la maternidad.

La actriz Sara Sálamo mencionó en el programa *La noche* D en 2021 que sufrió depresión posparto, tanto tras el nacimiento de su primer hijo, Theo, como del segundo, Piero. «En mi primera depresión posparto lloraba y decía "No me he despedido de mi antiguo yo"». Achacaba esta experiencia a la falta de información sobre las emociones y los cambios físicos del posparto, pero nunca ha revelado si tuvo un diagnóstico, ni cómo lo superó.

La presentadora Toñi Moreno le contaba a Sara Carbonero en el programa *Que siga el baile,* de Radio Marca, que sufrió una crisis de ansiedad a los pocos días de nacer su hija y tuvo que volver al hospital: «Nadie habla de la depresión posparto. Yo tenía mucho miedo por mis antecedentes. [...] No podía parar de llorar. Me sentía desgraciada. Me sentía muy sola».[119]

Si las declaraciones de rostros conocidos, con vidas muy distantes a la del común de los mortales, son verdaderamente armas de doble filo, también lo es ese escaparate de perfección que son las redes sociales. Desde Postpartum Support International, Natasha K. Sriraman recuerda cómo distorsionan la realidad:

> Pueden hacernos sentir inadecuadas, culpables y como si no estuviéramos siendo buenas madres. La comparación es el ladrón de la alegría. Siempre es difícil que las expectativas coincidan con la realidad. Ya sea la mamá de Pinterest o la mujer que recupera la figura en un mes, todas esas imágenes nos afectan, aunque pensemos que solo estamos «deslizando» por la pantalla.[120]

La comparación es inevitable con perfiles como el de Verónica Sánchez (@oh.mamiblue), Noemí Navarro (@noemimisma), Estefanía Unzu (@verdeliss) o Raquel Martínez (@bonbonreich), por poner algunos ejemplos, que acumulan miles de seguidores en sus cuentas de Instagram.

Diversos estudios han encontrado que la exposición a redes sociales puede aumentar la ansiedad y la depresión, afectando a la salud mental y al bienestar emocional. Su relación con la depresión posparto también es objeto de estudio reciente. Una revisión de diecisiete estudios realizada en 2024 muestra que seguir a *influencers* en redes sociales durante el embarazo y la crianza tiene beneficios y riesgos. Aunque las *momfluencers* ofrecen información y una aparente sensación de comunidad, también pueden propagar desinformación, generar interacciones conflictivas y aumentar el estrés. Además, la información compartida suele carecer de base científica, lo que puede afectar negativamente a la salud mental y a las decisiones que se toman en torno a la crianza.[121]

En 2023, una investigación exploró la relación entre la depresión posparto, el perfeccionismo parental y el uso de redes sociales en madres primerizas, y buscó determinar los factores que afectan a este trastorno. Los resultados hallaron que el 28% de las madres estaban en riesgo de sufrir depresión posparto. Las madres primerizas suelen usar redes sociales para obtener información y apoyo, lo que puede llevarlas a compararse con estándares poco realistas de maternidad. Los investigadores señalaban que evaluar el uso de redes sociales, especialmente en lo que atañe a la conexión emocional que producen, puede ser útil para el diagnóstico y el tratamiento temprano de la depresión.[122]

En España, según un informe reciente,[123] las redes sociales más utilizadas son WhatsApp, Instagram y Facebook, pero, sin duda, la favorita entre las mujeres que son madres es Instagram. Bajo el paraguas de la depresión posparto [#depresiónposparto #depresiónpostparto #depresionpostparto #depresionposparto] aparecen en esta red más de treinta mil resultados. La mayoría son diseños con carácter divulgativo, creados con programas como Canva, que buscan transmitir ideas sencillas en torno a este trastorno. «Cosas que no sabías de la depresión posparto antes de ser madre», «Depresión posparto: ¿Cómo detectarla?» o «Hablemos de la depresión posparto» son algunos de los mensajes que pueden leerse en cuentas sobre psicología perinatal y salud de la mujer (fisioterapia, ginecología, matronería...). Pero si buscamos testimonios personales es difícil localizarlos: son pocos los que están disponibles para el algoritmo. No obstante, los hay. Mujeres anónimas que hablan de su salud mental, de los baches que han atravesado. En una publicación de la cuenta @fooding_and_loving puede leerse:

> Esta es mi primera foto con Sol fuera del hospital. Ella tiene algo más de un mes y sigue siendo un renacuajo. Yo tengo cara de enferma, y

> es que lo estaba. Dicen que cuando nace un bebé nace una madre. En este caso nació una madre triste, angustiada, un poco sorda y bastante desequilibrada.

Las *influencers* María Serrano (@fresisuisss), Andrea Abaigar (@hasta_la_teta) e Irene González (@irenegpunto) hablaban en la cuenta de Instagram de *Freeda* de lo que supuso la depresión posparto para ellas, y lamentaban que todavía fuese una parte invisible de la maternidad. «Te preguntas por qué de esto no se habla», decía Irene.[124] También la *influencer* Sindy Takanashi ha compartido su experiencia con la depresión posparto en varias ocasiones. Lo contaba, por ejemplo, en una entrevista en el pódcast *Somos Estupendas* con motivo del Día de la Salud Mental en 2021. «Para mí ha sido la peor época de mi vida», decía.[125]

Reducir el sufrimiento y mejorar la vivencia de la maternidad no es un problema secundario, es un problema de salud pública, pero también una urgencia social. En una sociedad que mantiene unas expectativas tan altas sobre cómo debe ser una «buena madre», la presión que sufren las mujeres puede ser aplastante. Imagino esos dibujos animados en los que uno de los personajes queda reducido a una lámina tras desplomarse encima de él una roca gigante. Porque no hablar abiertamente sobre los desafíos emocionales y psicológicos que muchas veces se atraviesan solo puede seguir perpetuando esa presión que nos cae encima.

5. TRANSITAR EL POSPARTO

... y aún os preguntáis por qué la mujer escribe su cuerpo.

María Ramos

«Dar a luz es una maravilla y un horror». Lo dijo la escritora Leila Sucari en una entrevista hace unos años.[126] En *Fugaz,* la argentina elabora un potente relato en el que la maternidad aparece como un territorio confuso y oscuro, que irrumpe en la vida de la protagonista sin que estuviera planeado, y que ella atraviesa como puede, con el cuerpo exhausto y la mente al borde del colapso. Arranca así:

> La primera vez que lo vi me dio asco. Parecía que estaba a punto de ahogarse. Temblaba y gemía como un animal en cautiverio. Tuve miedo de que me acusaran de asesinato. Por las dudas no quise tocarlo. La enfermera de sombrerito de pájaros me lo trajo envuelto en una manta con olor a lavandina. Lo apoyó sobre mi pecho y se fue. Me dejó sola con una criatura bordó que me miraba fijo y escupía vocales.[127]

La autora no escatima en mostrarnos un inventario de tabúes —rechazar al bebé, desear huir o incluso desaparecer— y se apoya en imágenes potentes como las ballenas, que operan como metáfora de la deriva existencial y del estado emocional que va atravesando la protagonista: ballenas varadas, ballenas reflejadas en un espejo en el delirio de una noche de fiebre, ballenas que giran enloquecidas en el mar.

La lactancia ocupa un lugar importante en el libro, y evoluciona también con su protagonista: dejándose llevar por las subidas y bajadas de una montaña rusa. Al inicio nos cuenta:

> Gervasio se pasa todo el día succionando. Cuando se queda dormido, siento la piel tirante. Las venas me vibran y no sé qué hacer con el tiempo.
>
> Bajo la persiana. La oscuridad es un placebo. Gervasio baila conmigo, lo acuno entre mis brazos. Pasamos horas moviéndonos. A veces siento que floto, debe ser la falta de sueño. En el hospital me dieron un folleto sobre la depresión posparto. Dice que al menos quince de cada cien mujeres la padecen. Que la ayuda del entorno es fundamental. Enumera una lista de síntomas y teléfonos de emergencia. En la parte de atrás, hay un dibujo de una chica con los ojos desencajados y un bebé que llora en la cuna. NO ESTÁS SOLA, dice en letras rosas.[128]

Y hacia el final, la agitación que no cesa: «Quiero arrancarme una teta y dejársela a Gervasio debajo de la almohada con una notita que diga ya no te amo». O leemos cuando la protagonista le niega el pecho a su hijo:

> Quiero empujarlo al piso y saltar por la ventana. Pero me controlo. [...] Resistir es peor, el desgraciado se pone a llorar como si lo estuvieran matando. Sus quejas me provocan urticaria. Al final me entrego solo para no escucharlo. El silencio es lo único que me queda. Me sumerjo en su oscuridad buscando sentirme a salvo. No lo consigo.[129]

La coexistencia de sentimientos positivos y negativos hacia la maternidad, eso que llamamos ambivalencia, es una experiencia muy común, aunque también muy silenciada. La protagonista de *Fugaz* cree que ser madre e hijo es revolucionario, pero también admite que a veces no soporta ser madre. Ama y odia su condición con una fuerza que abruma. Un estudio llevado a cabo en la Universidad Jaume I de Castellón analizó la ambivalencia materna y señaló que, cuando se ignora o se reprime, esta puede tener consecuencias importantes para la salud mental de las mujeres. También que cuanta mayor es la intensidad de esa ambivalencia, mayor es el malestar psicológico.[130] Por eso, los autores consideran que tener una herramienta adecuada para medirla[131] podría ayudar no solo a identificarla, sino a abordarla de forma adecuada, especialmente en mujeres embarazadas y en el posparto inmediato.

Leila Sucari cree que la depresión posparto no siempre debe verse como un fallo en la salud mental, sino que a veces puede ser una respuesta profunda y legítima al cambio radical que implica ser madre; una respuesta que no encaja con las normas ni con las exigencias de la vida cotidiana, y que depende mucho del contexto:

> Cuando se habla de la depresión posparto se habla de una patología, se medicaliza la maternidad. A mí me parece que lo que hay allí es un estallido en el que todo cobra un sentido diferente, un sentido que no se amolda a lo que es la vida cotidiana, no se amolda a lo que los demás esperan: que uno siga funcionando como siempre en lo práctico.[132]

¿Podemos delegar en la ciencia toda la responsabilidad de explicar un fenómeno tan complejo como es la depresión posparto? Concederle tanto poder a la ciencia sería un error. Es imposible no pensar en lo que nos dice Leila Sucari. Porque no se puede abordar esta experiencia sin considerar los múltiples enfoques desde los cuales puede entenderse: la sociología, la filosofía, la biología, la economía, la historia, la cultura y las neurociencias. Porque cuerpo y cultura están profundamente entrelazados; no pueden pensarse por separado.

La neurocientífica Susana Carmona considera que, en el caso específico de la depresión posparto, sí existe un componente hormonal importante, pero no es el único. Ese componente hormonal interactúa con un perfil genético, con una historia personal y con un contexto social y de apoyo particulares. Explica:

> Nadie que se dedique a este campo negará que hay una dimensión biológica y genética que puede explicar una parte del fenómeno. Sin embargo, incluso los trastornos con una alta carga genética no son completamente determinantes. Son muy pocos los que lo son. Hay un sistema y un entorno que interactúan y dan lugar a la epigenética, que puede activar ese riesgo latente. La depresión posparto no tiene una causa única, sino que resulta de la interacción entre múltiples factores de riesgo, como una historia previa de depresión, la sensibilidad hormonal (hay cerebros más sensibles a las fluctuaciones hormonales, debido a receptores específicos que influyen en la función emocional), el estado inflamatorio del cuerpo, el estilo de vida (dieta, ejercicio, sueño), el apoyo social y el contexto vital.

Ninguno de estos factores por sí solo determina el trastorno, pero su acumulación puede conducir a un «bosque tenebroso». Por eso, me contaba la experta que se habla de un modelo probabilístico, no determinista, y el enfoque ideal para predecir y prevenir incluye la combinación de neuroimagen, marcadores biológicos, historia clínica y contexto psicosocial, dentro de una visión integral que reconoce la interacción entre la biología y el ambiente.

Un susurro en el huracán

Esther tardó seis meses en recibir un diagnóstico. Empezó a pedir ayuda a médicos y psicólogos a los dos meses de nacer su bebé porque sentía que no se encontraba bien. «Al principio me decían que lo que sentía era normal. Yo seguía insistiendo, aunque no me hacían mucho caso». Durante el embarazo ya había tenido que recibir tratamiento psicológico por ansiedad, derivada de todos los cambios que estaba viviendo: se mudó a vivir a Barcelona, la propusieron para lograr un ascenso, cambiaron la ubicación de las oficinas a la otra punta de la ciudad —y coincidió que había huelgas y disturbios en el transporte público que usaba para llegar—. Todo eso la desbordaba.

A los cuatro meses, cuando le tocaba volver al trabajo después de la baja de maternidad, no sabía ya cómo pedir ayuda y que la escucharan:

> Sabía que algo me estaba pasando: mi cabeza no funcionaba como antes, pero ni siquiera era capaz de identificar qué era lo que fallaba, así que tampoco sabía cómo explicarlo. Sentía que mi hija no merecía la madre que le había tocado. Lloraba todos los días porque no la quería. Poco a poco, sentía que no soportaba estar con ella. Me crispaba cuando lloraba, su dependencia me agobiaba, pero cuando sonreía me sentía culpable. No soportaba estar con ella. Todo fue empeorando.

Llegó un momento en el que su mayor consuelo era pensar que el bebé iba a morirse al día siguiente, y que por tanto su sufrimiento acabaría pronto. Pero el tiempo pasaba, y al ver que eso no ocurría, su mente empezó a convencerla de que lo mejor era desaparecer: empezó a tener ideas de cómo escapar, irse a un lugar donde nadie pudiera encontrarla ni saber de ella. Pero estábamos en pleno confinamiento, así que el suicidio se le presentó como la única salida posible. «Menos mal que alguna parte sensata de mi mente me hacía pensar que no podía hacerlo, porque entonces no habría quien cuidara de la niña. Mi pareja seguía trabajando porque fue considerado servicio esencial, y además tenía turnos», cuenta.

A los siete meses se pusieron en contacto con ella desde el Hospital Clínic de Barcelona gracias a una petición que había gestionado su psicóloga. Poco antes, su médica de cabecera ya le había prescrito sertralina en una dosis baja para ayudarla. Una vez aceptada en el hospital, le diagnosticaron oficialmente depresión posparto grave y evaluaron tanto a Esther como a su hija. Le aumentaron la medicación que ya estaba tomando y la integraron en grupos de apoyo, cuyas sesiones en ese momento se realizaban por videoconferencia. Sin embargo, los grupos no la ayudaban y su ánimo seguía decayendo, así que le cambiaron la medicación a venlafaxina, aparte de otras.

> Perdí la capacidad de pensar, de hablar con coherencia, de hilar frases. Mi mente estaba tan saturada que no era capaz de hacer nada por mí misma. Se me olvidó contar, cocinar, sumar, hacer la lista de la compra… y lo peor es que una parte de mí era consciente de que, en algún momento, yo sí había sabido hacer todo eso.

Esther nunca se lo contó a sus amigas y su familia nunca llegó a entender la gravedad de lo que le ocurría. Su voz fue un susurro en medio del huracán que estaba viviendo. Echó en falta ayuda, más escucha, comprensión. También información clara y accesible, y una mayor desmitificación de lo que implica la depresión posparto. ¿Cómo pudo tardar Esther tanto tiempo en recibir ayuda? Haber sufrido ansiedad y depresión en el embarazo es uno de los principales predictores de que los síntomas de ansiedad y depresión persistan, o incluso se intensifiquen, en el posparto.[133] Por eso tantas profesionales insisten hasta el hartazgo en la importancia de la detección y la atención temprana, ya desde el embarazo, para prevenir trastornos más graves después del nacimiento del bebé.

Pero no solo se trató de esa falta de atención temprana. ¿Qué impacto tuvo para ella un permiso de maternidad de tan solo dieciséis semanas? ¿Cuánto influyó el cambio de ciudad? ¿Cómo le afectó la ausencia de una red de apoyo?

La suma de lo desigual

La falta de apoyo social y el contexto vital a menudo hacen difícil transitar esta etapa de rotunda vulnerabilidad y salir indemne. Patricia Fernández Lorenzo, psicóloga clínica y autora de *Psicología del embarazo,* explicaba en una entrevista que la depresión posparto conlleva un necesario análisis de múltiples factores asociados. Entre ellos, destaca la historia personal de cada mujer, su forma de llegar a la maternidad, cómo vivió el embarazo y el parto, y los apoyos o carencias que tiene para afrontar esta etapa profundamente desestabilizadora.

> No solo es la psicoterapia, hablamos de los cuidados en sentido amplio, de las otras madres con las que identificarse o de las que inspirarse, de

> los cuidados profesionales desde lo somático pero que también impactan en lo emocional, de la disponibilidad de una red afectiva, de la tranquilidad socioeconómica. Todo suma y también todo resta.[134]

En España, el retraso de la maternidad como consecuencia de la precariedad estructural[135] que lo atraviesa todo es un problema social, político, económico, pero también es un factor a tener en cuenta en la depresión posparto: la edad avanzada de la madre es un elemento de riesgo según diversos estudios publicados a lo largo de los últimos veinte años. Y no es solo llegar a la maternidad, sino también mantenerte a flote. Aparte de estar más predispuestas a sufrir depresión posparto y otros trastornos de salud mental,[136] las mujeres con una mayor vulnerabilidad socioeconómica encuentran más obstáculos para recibir diagnóstico y tratamiento. Una mala coyuntura económica —con la incertidumbre de poder llegar o no a fin de mes, o la obligación, por necesidad, de mantener un trabajo alienante con condiciones abusivas— da pie a situaciones estresantes que conllevan el desgaste de la salud física y emocional.

La nacionalidad también es un factor de riesgo para la depresión perinatal. Un estudio publicado en 2020 analizó qué determinantes influyen en la depresión durante el embarazo en mujeres inmigrantes y nativas en España, y encontró que las inmigrantes presentaban una mayor prevalencia (25,8%) en comparación con las mujeres nativas (15,2%). Entre los elementos más relevantes para las mujeres inmigrantes se identificaron la primiparidad, los desplazamientos y la falta de apoyo emocional y logístico por parte del entorno cercano (pareja, familia y amistades).[137] Estos resultados nos muestran lo importante que es considerar el estatus migratorio en los programas de detección e intervención en salud mental perinatal, ya que estas mujeres se enfrentan a condiciones particulares —aislamiento social, bajo estatus socioeconómico, falta de apoyo emocional, barreras lingüísticas y culturales— que pueden aumentar la vulnerabilidad a la depresión durante el embarazo y el posparto. Esto resulta especialmente relevante en el contexto español, donde el aumento del multiculturalismo desde mediados del siglo XX ha transformado significativamente la composición social del país.

Hace años que se pide una mirada crítica al funcionamiento del ecosistema de los servicios sociales. En 2016, María José Abeng Ayang volvió a estar junto a su hijo tras cuatro años de separación forzada.[138] Haber sido una niña tutelada y madre adolescente fueron sus «terribles» delitos, según dejó ver la administración de Oviedo. María José conocía bien los recovecos de la institución. Ingresó en un centro de menores con once años, como consecuencia de sucesivas discusiones con su madre, y a los catorce, estando ya tutelada, se quedó embarazada. Su intención nunca fue separarse de su hijo pero, como ella misma declaró en una carta publicada en redes sociales, la insistencia atroz para que entregara al niño en adopción ya nunca la abandonó.[139] Tras regresar al centro de menores en el que vivía, fue separada de su bebé y sometida a un limitado régimen de visitas. Al principio solo le dejaban verlo una hora a la semana, y cuando pidió más tiempo con su hijo, rechazaron la solicitud. Tres meses después, suspendieron todo contacto. «Mi mundo se desmoronó. Durante meses, caí en una profunda depresión, más cuando, abogado tras abogado, ninguno conseguía vencer al dragón gigante», decía en aquella carta que nos dejó el alma arrugada como un papel que ya no sirve. Tuvieron que pasar cuatro largos años hasta que, tras un viaje comparable al de Ulises, su hijo volviera a casa. A casa, y no a un centro de menores, porque a María José le dio tiempo a llegar a la adultez. También a conocer lo que es sentirse insufriblemente «desamparada en su propio desamparo».

La violencia que ejerce el sistema sobre las personas más vulnerables es un monstruo sonriente. Un estudio reciente sobre las experiencias de madres encarceladas en el sistema penitenciario español reveló que muchas de ellas se enfrentaron a factores altamente estresantes durante el embarazo y el posparto, además de haber sufrido actos humillantes y vulneraciones de derechos básicos, incluida la falta de apoyo a la lactancia materna. En sus relatos, que denotaban elevados niveles de estrés, estas mujeres mencionaban dichas circunstancias de forma recurrente. Varias reportaron haber experimentado una profunda tristeza y haber sospechado que podrían estar atravesando una depresión posparto, aunque nunca recibieron un diagnóstico profesional. «Yo, desde mi punto de vista…, yo tenía una depresión», decía una de las madres entrevistadas.[140]

Una historia de violencia

Elisa tiene una hija de tres años. Aunque nunca le diagnosticaron depresión posparto, asegura que había claros indicios de que la sufría. «Pasaba días y noches llorando y lamentándome durante mucho tiempo. Me sentía desesperada y llamaba en el aire a mi madre, que vive en mi país», explica. Atravesaba una situación complicada con su expareja: aunque se habían separado, vivían en la misma casa —incluso compartían la misma cama—, porque no contaba con recursos económicos suficientes para poder marcharse. Cuando se enteró de que estaba embarazada, volvieron a estar juntos como pareja hasta que un día él la echó de casa a altas horas de la noche. Estaba en el primer mes de embarazo. «Volví a la casa al día siguiente porque no tenía a dónde ir, ni dinero. En aquel momento ni siquiera tenía la residencia todavía». Después del parto, todo empeoró: él le restringía los movimientos, y el maltrato psicológico y verbal fue creciendo como una enredadera. «Cada vez que mi hija se ponía enferma, la llevaba al centro de salud, no porque realmente hiciera falta, sino más bien porque temía que un día él cumpliera por fin su promesa de hacerme daño si le ocurría algo malo a nuestra hija». Elisa esperaba lo que muchas mujeres sometidas a este tipo de maltrato esperan: que las cosas mejoren con el tiempo.

El apoyo legal que le ofreció su exjefa y el consuelo de algunas amigas fortalecieron su decisión de separarse y denunciar. Su hija tenía dieciocho meses cuando logró una orden de alejamiento:

> De repente me vi sola con una niña y mi salud mental empeoró. Me diagnosticaron ansiedad, y tuve que tomar una baja médica durante tres meses. Cada coche que se parecía al suyo, cada hombre que encajaba en su perfil, cada paso que oía me paralizaba. Llamaba a mis amigos cuando tenía ataques de pánico.

Sufrir violencia por parte de la pareja conlleva irremediablemente un daño en la salud de la madre y del bebé. A veces, también les cuesta la vida. En Estados Unidos, el riesgo de que una mujer sea asesinada aumenta en la etapa perinatal. Así lo señalaba un estudio que, tras analizar los datos nacionales de más de cuatro millones de certificados de defunción entre 2018 y 2019, encontró que el homicidio es una de las principales causas de muerte entre mujeres embarazadas y en el posparto. De hecho, los investigadores arrojan un dato alarmante: las mujeres en esta etapa tienen un riesgo veinte veces mayor de ser asesinadas en comparación con mujeres del mismo grupo de edad que no están embarazadas.[141]

La exposición a la violencia de género durante el embarazo y el posparto no solo incrementa el riesgo de homicidio, también puede afectar negativamente al vínculo madre-bebé y desencadenar trastornos como la depresión posparto. Varios estudios a lo largo de los últimos años así lo han relacionado. Un metaanálisis de 2022 evaluó el riesgo de depresión perinatal y encontró que la violencia doméstica se identifica como uno de los determinantes más relevantes y significativos para desarrollar depresión en esta etapa.[142]

En España no se ha realizado aún un estudio, similar al de Estados Unidos, que analice los certificados de defunción para identificar el homicidio como causa de muerte en mujeres embarazadas o en el posparto. Así lo señalaba la asociación El Parto es Nuestro en un artículo, publicado en 2021, en el que lamentaban el vacío que existe en nuestro país en torno a los datos de salud materna, y reclamaban «la formación urgente de todos los profesionales sanitarios que atienden a embarazadas en la detección de la violencia de género y el desarrollo de recursos para la atención y erradicación de cualquier forma de violencia contra las mujeres y sus bebés».[143]

Sin embargo, desde la asociación apuntan a una investigación realizada en Andalucía en 2014 que puede ayudar a iluminar lo que ocurre en España: los datos revelaron que al menos una de cada cinco embarazadas sufre violencia de género durante la gestación. La violencia emocional fue la más común, y la violencia física afectó al 36% de las mujeres, muchas de las cuales indicaron que ocurría de forma habitual.[144]

Las autoras insistían en la necesidad de emplear herramientas de detección de violencia durante el embarazo, teniendo en cuenta factores socioeconómicos y culturales.

Las cifras del último *Informe sobre víctimas mortales de la violencia de género y doméstica en el ámbito de la pareja o ex-pareja,* elaborado por el Consejo General del Poder Judicial, también son preocupantes: la violencia de género causó la muerte de una mujer cada siete días a lo largo de 2014; y, de los nueve niños asesinados ese año, siete lo fueron a manos de su padre biológico. Cinco de los seis agresores tenían denuncia previa por maltrato interpuesta por las madres.

La Consejería de Sanidad de Madrid publicó en 2019 una guía con el objetivo de ayudar a los profesionales de la salud a detectar y abordar los signos de violencia de pareja en mujeres durante el embarazo, parto y puerperio.[145] También Medicus Mundi ofreció en 2020 una guía de actuación en este sentido, desde la idea de que, si bien la prevalencia de la violencia en mujeres gestantes es más alta que otras patologías del embarazo, como la diabetes gestacional o la preeclampsia, no se realiza un cribado de violencia durante los controles prenatales.[146] Teniendo en cuenta que una de cada tres mujeres en el mundo sufre algún tipo de violencia, y que en la etapa perinatal esta puede aparecer o intensificarse, el embarazo representa una oportunidad única para que los profesionales sanitarios identifiquen de forma temprana a las mujeres que la padecen para poder ayudarlas.

Pienso en dos libros que reflejan bien la violencia que sufren las mujeres, y cómo esta impacta también en la forma en que viven la maternidad. Uno es *La cascada,* en el que Blanca Gago explora la violencia de género a través de Nathalie, una mujer marcada por el maltrato psicológico y la imposición de una maternidad que llega sin ella desearlo —resultado de haber sido forzada por su pareja—. Hay una escena muy reveladora en el libro que nos permite hacernos una idea del contexto que la rodea: pocas semanas después del nacimiento de su hijo, visita brevemente a sus compañeros de trabajo, y al regresar a casa, su pareja comienza a gritarle y acusarla de haber ido a ver a otro hombre. Este solo fue un episodio más de tantos. «Me costaba moverme, hacer las tareas de la casa; intentaba compensar mi torpeza echando los hombros hacia delante, menguando en lo posible. Así, imaginaba, Carlos no repararía en mí y Gabriel quedaría protegido. Me daba tanta pena que se criara en aquella casa», cuenta la narradora. En ese ambiente hostil, Nathalie encuentra en su hijo y en la pintura una tabla de salvación a la que agarrarse.

Escribo a la autora para preguntarle si realmente pensó en la depresión posparto cuando construyó este personaje. Reconoce que sí, que tras el nacimiento de su hijo Gabriel, Nathalie cae en una grave depresión posparto, y el maltrato es sin duda un factor que contribuye a ella. «Yo destacaría de la historia la capacidad de lucha de la protagonista, una lucha quizá soterrada y silenciosa; y la visión del vínculo materno filial como un amor nacido a partir de un instinto basado en la responsabilidad que se trabaja con empeño y tiempo», me asegura Blanca en uno de los mensajes que cruzamos.

Un amor madre-hijo sin idealizaciones. Y el dolor no acaba: en la novela, tras la muerte del niño —aparentemente accidental, aunque con la sombra de la violencia vicaria—, Nathalie se libera del maltrato huyendo de ese hogar en ruinas, pero debe reconstruirse desde un duelo y una culpa que son difíciles de sostener.

El otro libro es *Cárdeno adorno,* de Katharina Winkler, que presenta un relato aún más feroz y desgarrador. La novela está basada en la historia real de Filiz, una mujer turca cuya vida estuvo marcada por un brutal maltrato que se inició en la infancia, a manos de su padre, y que continuó a través de su marido, Yunus, quien la somete a constantes abusos y violaciones.

> Una mañana el cielo descarga golpes, insospechados y gélidos, como nieve en agosto. Tirada en el suelo, espero el movimiento del niño nonato. Flota en el líquido amniótico, en el rumor, sin latido cardíaco. Yunus me muele a palos. Los brazos, el pecho, el vientre, a la criatura nonata.[147]

En el libro de Winkler se ve claramente la devastación que causa la violencia de género, pero, en el caso de la Nathalie de Blanca Gago, también la resiliencia de una mujer que, tras años de sufrimiento, logra liberarse. Lo consigue gracias a la intervención de un médico y su esposa.

Reconocer la violencia de género como un factor determinante en la salud materna no es solo una cuestión de derechos humanos, sino una urgencia sanitaria. Las vivencias de Elisa, Nathalie y Filiz revelan que la maternidad no puede pensarse al margen de los contextos de violencia en los que muchas mujeres se ven inmersas. Incluir su protección como parte integral de los protocolos de salud perinatal, del mismo modo que se plantea la necesidad de incluir una ecografía, es dar un paso hacia un sistema realmente preventivo. Y más humano, al fin y al cabo.

Los traumas de la infancia

Las madres que fueron maltratadas en su infancia tienen un riesgo mayor de padecer depresión posparto. Así lo señalaba un estudio longitudinal publicado en 2013 en la revista *Psychological Medicine.*[148] Se analizaron datos de más de mil madres y sus dos mil hijos, y se encontró que las madres que habían sufrido maltrato infantil, en particular abuso emocional o sexual, presentaban un riesgo significativamente mayor de desarrollar depresión posparto. Sobre esta idea han seguido trabajando estudios posteriores que han profundizado en la transmisión intergeneracional del maltrato: si una persona ha sido víctima de maltrato en la infancia, hay más probabilidades de que sus hijos también lo sufran y desarrollen problemas emocionales y de conducta.[149] Si el cuerpo pertenece a una genealogía, solo se puede interrumpir el ciclo de transmisión del maltrato y sus consecuencias de madres a hijos con la mirada puesta en la prevención.

En 2022, la escritora argentina Paula Puebla publicaba *El cuerpo es quien recuerda,* un libro que muestra las consecuencias de la gestación subrogada a través de tres voces que resuenan entre Argentina y Ucrania: Rita, Nadiya y Victoria. Y lo hace sin dejar nada al azar, todo queda hilado con la destreza de una tejedora que ha fabricado un tapiz en el que observar cuestiones como la identidad, la familia, los dilemas que presenta la maternidad o la dureza de un sistema capitalista que pasa por encima de todo lo que se le ponga delante. «¿El cuerpo siempre recuerda?», le preguntaba a la autora en una entrevista, a lo que ella respondió:

> El cuerpo va encontrando formas para sobrevivir, por eso a veces el cuerpo también niega. Pero sí creo que cuando recuerda, lo hace de una manera rayana en la magia o, al menos, en algo que no podemos definir. Es posible pasar décadas sin sentir un aroma particular, pero basta que nos crucemos otra vez con él para revivir, reconocer y reeditar una sensación lejana, ¿no?[150]

Decía Paula que hay mucho que va por fuera de lo transaccional, por fuera de lo contractual, de la gestación subrogada. Ahí está el vínculo inexorable entre gestantes y gestados; y añadía:

> Se podrá no hablar de ello, se podrá intentar acallar la voz de lo eminentemente humano, pero el cuerpo lo registra y si le prestamos atención, que es algo que muchas tratamos de hacer, también lo denuncia. El cuerpo halla siempre la manera de manifestarse.[151]

El cuerpo de Helena Sánchez encontró la forma de manifestarse. Sufrió abuso sexual en su entorno familiar hasta los quince años, pero hasta que fue madre, con treinta y siete años, no tomó conciencia de lo que había vivido. Su historia la ha ido desgranando en su cuenta de Instagram (@helenaylared) y a través de un libro autopublicado: *Despertar.* «Comencé a recordar situaciones de abuso cuando mi hijo tenía un año y medio. Se me vino el mundo encima. No podía creer lo que estaba recordando y busqué ayuda psicológica profesional para poder afrontarlo», explica en un intercambio de correos. Al principio, tras el parto, experimentó altibajos emocionales que veía como fenómenos normales del puerperio, pero cuando su pareja volvió al trabajo, y se encontró con que nadie de su familia cercana acudía a verla, la soledad le cayó encima como quien se encuentra con una granizada en medio de la nada. «Sentía que todo el mundo me preguntaba "¿Cómo estás?", pero que nadie hacía nada por ayudarme o aliviar el peso de la maternidad. Y no sé si es porque yo no sabía pedir ayuda o qué, pero me daba la sensación de que el interés era superficial», cuenta. Con el paso de los meses el cansancio iba haciendo mella, y al fin encontró un sostén en su marido y en el grupo de lactancia al que decidió acudir. «Creo que pasé por una depresión posparto durante los primeros meses», dice, aunque nunca recibió un diagnóstico.

La terapia psicológica fue fundamental para empezar a sanar: poder expresarlo todo en las sesiones y escribir en casa lo que recordaba y sentía la ayudó —y aún lo hace— a avanzar. Con el tiempo, tomó la difícil decisión de cortar la relación con su familia, ya que comenzaron a cuestionar e invalidar sus recuerdos, lo que no solo obstaculizaba el proceso, sino que la afectaba profundamente.

> Criar a un bebé mientras emergen recuerdos de abuso infantil es una experiencia desgarradora. Había días en los que el cuerpo me dolía, sentía náuseas constantes, y aunque tenía a mi hijo feliz a mi lado, yo solo deseaba estar bien para darle la mejor versión de mí misma. Él no merecía una madre rota por los actos de otros.

Pasó por momentos muy complejos. Por ejemplo, antes podía darle el pecho en la oscuridad, pero al empezar a rememorar, necesitó dejar una luz encendida cerca para mantenerse en el presente y no hundirse en los recuerdos. Una mañana, su marido tuvo incluso que volver del trabajo porque ella sintió que ya no podía más. A menudo, los hijos amplifican la percepción de la fragilidad para las madres que han sufrido abusos o maltrato, lo que hace más difícil poder enfrentarse al horror del pasado. Sostiene Helena que

> revivir los abusos desde la mirada adulta fue un infierno, porque entendí plenamente lo que sucedió y solté el miedo y la tensión acumulados por aquella niña que fui. Me dolía profundamente pensar cómo alguien puede dañar a un niño, a alguien tan indefenso.

La puerta del parto

Muchas mujeres sienten que su entrada en la maternidad se parece bastante a la imagen de un elefante entrando en una cacharrería. Todo lo que rodea esa puerta de acceso que es el parto tiene un impacto en la experiencia: el lugar en el que se da a luz, la actitud y la formación de los profesionales que acompañan, el desarrollo de los procesos, las interferencias que se producen, las complicaciones. Sobre todos estos condicionantes sobrevuelan las arquitectas Marta Parra y Angela Müller en *Arquitectura de maternidades,* un libro que recopila el conocimiento acumulado a lo largo de dos décadas de trabajo en el cambio de los espacios de parto y nacimiento como paso esencial para erradicar prácticas dañinas y en el fomento de otras que faciliten partos más satisfactorios y sanos.

> Un espacio cuidador es un lugar que ofrece intimidad a la madre, que le transmite seguridad y además le pone a su disposición herramientas que le ayudan estar mejor. Todo esto puede influir en cómo se entrega a su parto. Como parturienta, no es lo mismo tener un aseo privado que tener que cruzar un pasillo cada vez que tienes que ir al baño. No es lo mismo tener una persona acompañante cansada y nerviosa por estar horas de pie, sintiéndose desplazada, que considerar un espacio diseñado para que esa persona también esté bien para poder acompañar con fuerza y calma.[152]

Si el espacio condiciona en gran medida el proceso y la experiencia, es lógico pensar que el desarrollo del parto que sucede en dicho espacio puede tener un impacto en la salud mental perinatal, especialmente en casos de cesáreas de urgencia, partos instrumentales (con fórceps o ventosa) y, cómo no, de violencia obstétrica. Si bien algunos estudios ponen en cuestión que exista una relación directa entre el tipo de parto y el mayor riesgo de depresión posparto,[153] sí parece claro que cuando el parto conlleva experiencias traumáticas o deja secuelas físicas —temporales o permanentes— estos elementos pueden actuar como factores adicionales que suman gramos en la balanza del riesgo de trastornos posparto. Una investigación española reciente mostró que la incontinencia urinaria tras el parto afecta al bienestar psicológico, genera emociones negativas —como vergüenza y baja autoestima— y puede contribuir al desarrollo de depresión posparto hasta en un 45%. Añaden que factores como tener antecedentes de depresión o trastornos del sueño también tienen un impacto en el bienestar psicológico, pero no descartan que sea posible esta asociación por todo lo que la incontinencia carga detrás.[154]

Un estudio de Conecta Perinatal aporta pruebas que refuerzan esta perspectiva, al señalar una asociación entre la depresión posparto, el parto por cesárea y la interrupción de la lactancia materna. Por ello, subraya la importancia de la detección y el tratamiento precoz de la psicopatología puerperal en mujeres que han pasado por esta cirugía mayor, así como la de favorecer el contacto piel con piel inmediato para facilitar una lactancia exitosa, siempre respetando el deseo de la madre.[155]

Y es que, más allá de los datos clínicos, de las cicatrices, también existen huellas invisibles. Me vienen a la cabeza unos versos de la poeta María González en *Creatura:* «Como una niña con el corazón roto, | algunas veces fantaseo con volver a gestar. | Más allá del espacio o de las cuentas bancarias, | los surcos del miedo y los raíles | bloquean mis caderas, podan los árboles». El trauma de la cesárea, del trato recibido, de lo acontecido, se suceden en un poemario que funciona como el espejo de Alicia: nos deja ver lo que hay al otro lado.

Isabel Fernández del Castillo habla en *La revolución del nacimiento* de la interferencia que se produce en el equilibrio bioquímico y hormonal de la mujer que está de parto, tanto por el trato que recibe, como por la administración de hormonas y drogas para manipular el parto, lo que tiene un efecto durante y después:

> Después de dar a luz, la mujer debe pasar por un periodo de regulación hormonal y recuperación física. Sin embargo, si su equilibrio hormonal ha sido alterado artificialmente, la vivencia del parto ha sido penosa, la experiencia emocional y espiritual del mismo se ha anulado, la mujer se ha quedado con la sensación de haberse perdido algo y no ha podido establecer el vínculo con su bebé, es normal que recuperar el equilibrio le lleve más tiempo.[156]

Plantea la autora la cuestión de hasta qué punto la depresión posparto puede atribuirse a un baile hormonal, y si no es en realidad uno de los efectos secundarios del parto medicalizado:

> El hecho es que detrás de muchos diagnósticos de «depresión posparto» se oculta en realidad un cuadro de estrés postraumático. Este es el caso de esta mujer joven, sana, con un embarazo perfecto y una inducción innecesaria provocada por un ginecólogo que sabía de antemano que su parto acabaría en cesárea porque era incapaz de dilatar.

En noviembre de 2020 se estrenaba *Parir en el siglo XXI*,[157] un documental interactivo en el que se aborda en qué consiste una atención respetuosa al nacimiento y cómo puede atenderse un parto normal en un centro hospitalario. Para hablar desde esta perspectiva, el escenario no podía ser otro que el hospital público de La Plana (en Vila-real, Castellón), referente nacional en la atención obstétrica humanizada y desde donde han acompañado a lo largo de veinte años embarazos y partos «no como una enfermedad sino como un proceso natural». Así me lo contaba la directora, Claudia Reig Valera, en un reportaje.[158]

El documental fue la primera parte de una investigación mucho más amplia sobre la situación de la atención al parto en nuestro entorno. Para ello, el equipo estuvo recogiendo relatos de parto que mostraran otras realidades distintas a lo que las mujeres podían vivir en un hospital actualizado como el de Castellón. De este proceso de escucha surgió un pódcast de seis capítulos en el que, inevitablemente, la violencia obstétrica recorre los procesos reproductivos con pavorosa normalidad. Una violencia para cuya definición aún cuesta encontrar un consenso, pero no para la necesidad de nombrarla. Porque la violencia obstétrica es un parto no respetado. La violencia obstétrica a veces es una violencia sutil. Al principio puedes no sentirla, pero se convierte en algo que te pincha por dentro. Como una astilla que no sabes muy bien cómo llegó al dedo índice de tu mano, y que tampoco sabes muy bien cómo sacar. Todo viene de atrás. Incluso antes de quedarte embarazada. Son esas palabras que se cuelan en un momento en el que te sientes vulnerable. «No sé qué darles a las pacientes *como tú* para el hierro», me decía una ginecóloga en las revisiones de mi segundo embarazo por haber mostrado mis elecciones. La violencia obstétrica es la realización de prácticas innecesarias. Es no poner en práctica las recomendaciones de atención basadas en las últimas evidencias científicas disponibles. Es medicalizar a toda costa. Es sobreintervenir. Violencia obstétrica también es que te consideren una mujer incómoda por peticiones que son normales cuando «sabes demasiado».

Nahia Alkorta fue una de esas mujeres. Presentó un plan de parto en el hospital del Servicio Vasco de Salud al que había decidido acudir para dar a luz a su primer hijo. Era 2012 y tenía veinticinco años. Del día que parió se llevó una cesárea innecesaria y un trastorno de estrés postraumático que aún arrastra como un fantasma catorce años después. En 2023, Nahia publicó *Mi parto robado,* un libro descarnado en el que relata en primera persona aquella experiencia y el oscuro posparto que sobrevino a continuación, así como el proceso judicial que emprendió hasta llegar, junto con otras mujeres, hasta el Comité de Naciones Unidas sobre discriminación contra la mujer —organismo que, entre 2019 y 2025, ha instado a España hasta en tres ocasiones a reconocer el trato deshumanizado y la urgencia de repararlo—. En el libro, Alkorta recuerda:

> Me pusieron en la mesa de operaciones como si fuera una muñeca. Nadie se presenta, nadie me habla, nadie me mira a la cara. Nadie se preocupa en intentar calmarme. Lloro mucho. Me ponen los brazos en cruz. El quirófano está lleno de gente, parece una plaza pública, me ignoran y gritan entre ellos «falta el bote de la placenta», «donde está la pulsera del niño». Estoy allí sola y desnuda y la gente va y viene, la puerta no para de abrirse y cerrarse [...]. Hablan entre ellos de sus cosas, qué hicieron el fin de semana, hablan sin importarles que estoy allí y que va a nacer mi hijo, él, que solo puede nacer esa vez, y no me dejan vivirlo.[159]

El caso de Nahia fue mal desde el principio: le provocaron una inducción catorce horas después de romper aguas, sin esperar a que se cumplieran las veinticuatro que el hospital recomienda. Le hicieron numerosos tactos vaginales y no le dieron la información que pedía. Como castigo, quizás por el plan de parto o por sus peticiones de tiempo, acabó en un quirófano rodeada de una decena de personas que nunca se pararon a explicarle nada de lo que sucedía. Allí, atada con los brazos en cruz, le practicaron una cesárea y la separaron de su bebé. Tardó varias horas en reencontrarse con él y con su marido, y después solo hubo broncas: por no levantarse, por coger a su hijo en brazos, por tenerlo piel con piel en la cama.

Nahia pasó semanas sin poder caminar ni valerse por sí misma, pero el daño psicológico fue aún más profundo. De su posparto cuenta: «Para la sociedad llevaba una vida "bastante normal" mientras por dentro todo era simplemente dejar los días pasar, pesadillas, dolor…». O: «¿Hasta cuándo? Me preguntaba en las noches eternas de insomnio y pesadillas entremezcladas. ¿Cuánto dura el posparto? ¿Cuándo volveré a ser yo?». Los primeros meses convivió con pesadillas muy intensas y bloqueos en los que volvía una y otra vez al quirófano. Había olores y sonidos que le causaban terror. «No era capaz de hacer casi nada por mí misma. Sentía que los muñecos con pilas con los que yo jugaba de pequeña se movían mejor que yo; mi Nancy Esquiadora cruzaba el pasillo con más soltura y gracia que yo, sin duda».[160]

Las dificultades en el vínculo afectivo entre madre e hijo son muy habituales tras un parto percibido como traumático. Es la conclusión a la que han llegado investigadoras de las universidades de Comillas y Complutense en un trabajo que ha sido publicado en *Journal of Clinical Medicine.*[161] Esta experiencia no solo puede provocar síntomas de estrés postraumático perinatal, sino también síntomas de depresión posparto, ambos trastornos fuertemente relacionados con dificultades en el vínculo y problemas en el desarrollo del bebé, con impacto en su desarrollo cognitivo, emocional y conductual. Y señalan algo importante: aunque estas dos patologías pueden actuar de forma independiente, a menudo coexisten y se potencian mutuamente.

Asociaciones como El Parto es Nuestro, matronas, expertas perinatales, organismos internacionales como la OMS o la ONU y, por supuesto, las propias madres, como Nahia, llevan años denunciando el maltrato y la violencia que las mujeres sufren en el embarazo y en el parto. En el posparto y en la lactancia. Una violencia que puede ser muy evidente, pero que también puede ser casi invisible. Porque dos de cada tres mujeres[162] sufren violencia obstétrica en uno de los momentos de mayor vulnerabilidad de sus vidas, y muchas ni siquiera son conscientes de que la están sufriendo.

Silvia Marte arrancó el proyecto artístico *Vulnerables* para dar voz a las historias silenciadas detrás de este tipo de violencia. La motivación fue la misma que la de tantos proyectos vinculados con la maternidad: su experiencia personal. A lo largo de siete años, la fotógrafa murciana pasó por un aborto y dos partos, y ha reconocido en varias ocasiones que tuvo más miedo del trato y del entorno hospitalario que de los procesos en sí mismos. Cuando reconoció haber sufrido violencia obstétrica, encontró a su alrededor a muchas mujeres en la misma situación. Se decidió entonces a hacer algo útil y hermoso con tanto dolor: recabó una treintena de testimonios y fotografió a las víctimas. Actualmente ya son cuarenta y seis los relatos recogidos de violencia obstétrica, pero su intención es llegar hasta los cien con el objetivo de generar un mayor impacto para concienciar acerca de las dimensiones de este problema social y sanitario.

Nombrar la violencia obstétrica, verbalizar lo que hemos sufrido, hacer visibles nuestros traumas, hablar de las consecuencias de esta violencia sobre nuestros cuerpos y sobre los bebés es el inicio del camino para eliminar dicha violencia. Si no se reconoce legalmente que existe, es difícil que se pueda formar mejor a los profesionales, hacer un seguimiento realista a nivel cuantitativo y cualitativo de lo que ocurre dentro de los paritorios o que haya una verdadera conciencia social de lo que está ocurriendo. Había muchas esperanzas en que la actual ley de la reforma del aborto recogiera esas dos palabras que necesitamos nombrar: violencia obstétrica. Pero, como en esos sueños en los que por más que corres no avanzas, las vemos huir sin que podamos alcanzarlas.

La maternidad de Miriam arrancó también desde un parto muy complicado, al que llegó tras haber sufrido dos pérdidas perinatales en el primer trimestre. «Mi parto comenzó en la semana cuarenta y uno con una inducción. Me habían dicho que la placenta se estaba calcificando —algo que después supe que puede ser normal— y que el bebé se estaba quedando sin líquido amniótico, así que me indicaron inducir el parto», cuenta a través de una conversación telefónica. Ingresó un viernes por la mañana. Al principio comenzó a dilatar, pero las contracciones provocadas por la oxitocina sintética eran extremadamente dolorosas, así que pidió la epidural. Después de esto, la dilatación se detuvo. Añade:

> Llegué a seis centímetros de forma espontánea, pero ahí comenzaron las dilataciones manuales sin explicarme bien en qué consistían ni pedirme permiso. Solo me decían: «Voy a hacerte una dilatación manual», y lo hacían. Me sentía angustiada, y mi pareja también. No entendíamos por qué se estancaba el parto, algo que ahora sé que puede pasar después de una epidural cuando te obligan a estar tumbada.

El sábado por la tarde, unas ginecólogas entraron a la habitación y le dijeron que tenía que parir sí o sí.

> Yo ya no podía más, les pedí una cesárea, pero se negaron. Estaba exhausta. Nunca llegué a dilatar totalmente. El último centímetro lo forzaron con una episiotomía. El trato de las ginecólogas fue profundamente humillante. Me gritaban que no sabía pujar, que no respiraba bien, que no ayudaba. Estuvieron haciendo maniobras de Kristeller durante casi una hora, una se subía sobre mi vientre y luego otra, como si fuera un turno. Tampoco pidieron permiso. Finalmente, me hicieron una episiotomía y sacaron a mi hija con fórceps, relata emocionada.

Cuando por fin nació su bebé, se la puso al pecho y esta comenzó a succionar, pero algo no iba bien porque Miriam no dejaba de sangrar.

> Me habían quitado ya las vías y todo el control. Fue mi pareja quien se dio cuenta del charco de sangre en el suelo. Llamamos a la matrona; las ginecólogas ya se habían ido. Mientras me suturaban, una de ellas dijo: «Te las ganaste todas». ¿Todas qué? ¿Todas las formas de violencia? Nadie se gana eso. Comenzaron los masajes uterinos, pero ya no salía sangre líquida, sino coágulos. Las ginecólogas volvieron corriendo, me hicieron una ecografía y detectaron restos de placenta. Hablaron con mi pareja: tenían que llevarme al quirófano.

En el quirófano, antes de caer inconsciente, escuchó a la anestesista gritar: «¡Se nos va! ¡Se nos va!». Despertó en la UCI sin saber cuánto tiempo llevaba allí. Al día siguiente, intentaron levantarla entre tres personas. «Cuando por fin me pasaron a planta, lo único que quería era estar con mi hija. Me iba sujetando a las paredes para llegar hasta su cuna», dice. Estuvo una semana ingresada.

Aunque en un principio no identificó lo que vivía como una depresión posparto, varios meses después de aquello una matrona le hizo ver que estaba atravesando un cuadro depresivo. A lo largo del primer año tras el nacimiento de su hija, Miriam convivió con síntomas sutiles pero que se mantenían en el tiempo: irritabilidad, falta de sueño profundo, desconexión emocional —especialmente hacia su pareja— y la pérdida de la capacidad de disfrutar o reír. Comenzó con sesiones de psicoterapia, pero tras un viaje familiar terminó por desbordarse emocionalmente y fue cuando recibió el diagnóstico formal y decidió iniciar un tratamiento con sertralina. «La medicación fue un alivio, como si me montara en un ascensor en el primer piso y la sertralina me llevara de un solo tirón hasta el décimo piso. Me habría costado mucho más tiempo llegar hasta ahí si no hubiera tomado la medicación», asegura.

Miriam reconoce que en algunos momentos le hubiera gustado «haber sido una mamá más feliz y no una madre que simplemente espera que pasen los días». Al menos, logró encender la luz.

Muerte y duelo perinatal

La de Mary Shelley fue una vida marcada por la pérdida: tres de sus cuatro hijos murieron en la infancia. También perdió a su marido y a su hermanastra en terribles circunstancias: Percy Shelley se ahogó en un naufragio, y Fanny Godwin se suicidó. Aquellas tragedias influyeron en su obra, pero también la llevaron a atravesar largos periodos de depresión.

Me pregunto si se puede pasar una depresión posparto tras la muerte de tu bebé en el parto o al poco de nacer. O si en estos casos hablamos siempre de duelo. Según la psiquiatra Lluïsa García Esteve, lo segundo: ante una pérdida perinatal, es el duelo el que media el dolor. Un dolor para el que no alcanzan las palabras. Dacia Maraini intentó buscarlas en *Cuerpo feliz:* «Cuando, tras muchas horas de parto y de vanos intentos por salvarlo, me dijeron que el bebé estaba muerto, el sentimiento de la injusticia que había sufrido me golpeó como una ola furiosa y me ahogó».[163] La escritora italiana perdió un hijo en el séptimo mes de embarazo. Esto supuso un gran dolor emocional, además de un daño físico que le impidió tener más hijos.

Una de las mayores expertas en este tema es Pilar Gómez-Ulla, quien, además de psicóloga, terapeuta familiar y autora, con la matrona Manuela Contreras, del libro *Duelo perinatal,* es madre de tres hijos que murieron en etapa perinatal. Estas pérdidas la llevaron a fundar, junto con otras madres que habían pasado por lo mismo, El Hueco de mi Vientre, una red de apoyo a familias en duelo. Desde un punto de vista teórico, Manuela no cree que la depresión posparto y el duelo perinatal sean estados incompatibles, pero en la práctica, según explica, el diagnóstico es muy difícil precisamente por esa similitud sintomática:

> No creo que sea posible diagnosticar una depresión posparto desde el inicio cuando una mujer está atravesando un duelo, al menos durante los primeros seis meses, un año o incluso más. Los síntomas de ambos procesos —tristeza profunda, pensamientos negativos, incapacidad para disfrutar, deseos de morir, miedo— son muy similares. En el caso de la depresión posparto, hablaríamos de ella si esos síntomas persisten sin una causa clara que los justifique. Pero cuando una mujer está devastada por la muerte de su bebé, ese dolor tiene una causa evidente y real. Eso no significa que no pueda haber casos en los que

> una persona con antecedentes depresivos siga deprimida tras la pérdida; en esos casos sí tiene sentido considerar la continuidad de un cuadro depresivo.

En su opinión, diagnosticar una depresión posparto de inicio, justo después del parto de un bebé fallecido, es algo muy complicado. En ese momento, lo que predomina es la oscuridad del duelo. La inmensidad de este dolor lo invade todo.

Patología dual en la etapa perinatal

Si es un reto normalizar el hablar de la salud mental materna, más aún lo es incluir en la ecuación las adicciones en etapa perinatal. Marta se dio cuenta de que tenía un problema con el alcohol durante el posparto de su primer hijo: «Me sentía abrumada y muy triste. Pasaba mucho tiempo sola, sobre todo por las tardes, que era cuando mi pareja trabajaba». Apenas salía de casa, más allá de las consultas con la pediatra en su centro de salud, y dejó de hablar con sus amigas más cercanas porque pensaba que no entendían el momento vital que atravesaba. «Nunca me he sentido tan sola como cuando nació mi hijo. Tampoco más triste». Tuvo problemas para iniciar la lactancia tras el parto por una separación injustificada, y después de aquello no se sintió con fuerzas para instaurarla. No dormía, apenas comía, y entraba fácilmente en una rueda de hámster con pensamientos de lo más terribles. En una conversación que se inicia a las puertas del parque en el que juegan nuestros hijos, me cuenta:

> Nunca he tenido una vida fácil, y antes de quedarme embarazada es verdad que encontraba un poco de alivio en el alcohol cuando todo

me sobrepasaba. Luego, cuando supe del embarazo, la cosa cambió: me tomé en serio cuidarme, me alejé de quienes me dañaban en mi familia, y pensé que ya todo iría a mejor.

Según datos del grupo de Psiquiatría, Salud Mental y Adicciones del Hospital Vall d'Hebron de Barcelona, el 14% de las mujeres en España podrían llegar a desarrollar un trastorno por consumo de alcohol y otras drogas, como el cannabis, los opiáceos o la cocaína, durante el embarazo y el posparto. Señalan que la cifra podría ser mayor porque muchos casos no son detectados debido al estigma que rodea a la enfermedad mental y a las adicciones. A esto hay que sumar el miedo que tienen las madres a reconocer este problema y perder la custodia de sus hijos.

En una nota de prensa de la Sociedad Española de Patología Dual (SEPD) apuntaba la psiquiatra Gemma Parramon Puig:

> En salud mental siempre parece que hay trastornos de primera y de segunda. Y las adicciones, independientemente de si están asociadas a otro tipo de trastorno mental o no, lo que se conoce como patología dual, son probablemente los trastornos mentales más estigmatizados. Más aún en la mujer. Y más aún si hay un embarazo o niños y niñas de por medio. Entonces es el *summum* del estigma y se penaliza mucho, también desde la Administración.

La adicción a sustancias no es una cuestión de voluntad sino un trastorno mental. Esto es algo en lo que Parramon insiste con firmeza:

> Es importante que se revisen los protocolos de protección a la infancia para no penalizar el hecho de padecer un trastorno mental, que es lo que ahora está pasando. Si una mujer no deja de consumir

> una sustancia durante el embarazo o el posparto cuando sabe que es nociva para su criatura es porque no puede, no porque no quiere. No hay ninguna mujer que consuma sustancias durante el embarazo o el posparto con el objetivo de hacer daño a su hijo o hija.

Durante el embarazo, las mujeres experimentan lo que desde la SEPD denominan «motivación fetal»: dejan de tomar sustancias que saben que les perjudican —a ellas y a sus hijos— para protegerlos. En el caso de Marta esto ocurrió de forma clara. Sin embargo, el enorme malestar que siguió a los primeros meses tras el parto la devolvió a la casilla de salida. «Tardé meses en ser diagnosticada de depresión posparto, y más aún en ver que tenía un problema con el alcohol». Fue su pareja quien empezó a darse cuenta de que no era normal: «Una mañana de sábado se sentó conmigo en el sofá y me dijo que debíamos acudir a una psicóloga. Empecé con terapia y al poco tiempo también con medicación a través de la psiquiatra con la que trabajaba. Dejé de beber por la medicación y fue ahí cuando lo vi claro».

Las madres jóvenes

Si la edad avanzada de la madre es un elemento de riesgo para desarrollar un trastorno en el posparto, también podría serlo la maternidad adolescente debido a circunstancias que son habituales en estos casos, como un menor apoyo familiar y social o la inestabilidad económica y habitacional. Es un fenómeno que se ha investigado poco. De hecho, en España no hay estudios en este sentido que aporten un panorama de la salud mental de las madres adolescentes. Sin embargo, una revisión de catorce estudios llevada a cabo en Reino Unido en 2018 observó, como elementos de riesgo para la depresión posparto en chicas adolescentes, los antecedentes de depresión, la falta de apoyo social familiar y las dificultades socioeconómicas. «Es fundamental que los profesionales de la salud que trabajan con adolescentes embarazadas estén al tanto de estos factores de riesgo para facilitar una detección temprana y ofrecer apoyo adecuado», concluían.[164]

Y es interesante porque algo similar es lo que ha observado Sara Giménez, educadora en la asociación La Dinamo y parte del equipo de FemDinamo-Maternando, un espacio de cuidados para mujeres jóvenes y sus criaturas. En el tiempo que lleva en el equipo, dice, no han podido profundizar demasiado porque las circunstancias han sido «muy potentes» y siempre han hecho sombra a la posible detección de algún tipo de depresión o alteración:

> Las mujeres que hemos ido conociendo estos años reciben no solo un apoyo mínimo por parte de sus compañeros (por lo que los cuidados son exclusivos de ellas y el tiempo disponible para descansar o para cualquier otra actividad que no sea acompañar a la criatura es inexistente), sino que, además, desde el no acompañamiento, agravan la situación con comentarios poco acertados sobre la forma en que las chicas crían a sus hijos o con problemáticas de los chavales, como los celos patológicos. Están muy desconectados de la paternidad y los compañeros siguen teniendo preocupaciones que a ellas ni se les pasan por la cabeza en este momento de puerperio.

También han visto que las familias de estas mujeres tienen dificultades con respecto a la maternidad de sus hijas: en la mayoría de los casos, las juzgan constantemente a cuenta de su juventud.

> Les dicen mucho que se han complicado la vida, que si no es por la familia no podrían seguir adelante porque además su pareja es incompetente, etcétera. La precariedad económica es brutal en todos los casos y las circunstancias les hacen sentirse culpables por no ser productivas en términos económicos. Muchas sienten todo el rato que deberían estar trabajando y generando ingresos, pero eso no es posible por tener que cuidar a su bebé.

Unido a la precariedad económica aparece siempre otro problema: casi ninguna de las madres jóvenes puede disponer de una vivienda con su bebé y su pareja. Esto las obliga a compartir habitación con gente desconocida o a vivir en familias muy amplias, con lo que los espacios de intimidad se tornan inexistentes y los ruidos y los roces fruto de la convivencia se magnifican.

Explica Sara que con este escenario cuesta analizar si el estado de ánimo de las chicas y la relación con sus bebés es fruto de la violencia estructural o del estado de malestar emocional profundo y grave que transitan:

> Muchas veces me da por pensar que las mujeres que están [en situaciones] tan vulnerables y con tanta precariedad tienen mayores dificultades para conectar con sus necesidades emocionales. Han sido poco acompañadas en la detección y la expresión de lo que sienten y necesitan, y funcionan muchas veces con el piloto automático, lo que hace que en la mayoría de los casos relativicen la sensación de tristeza y malestar que están sufriendo y la lleven a un segundo plano, priorizando por encima de eso la supervivencia del día a día.

La maternidad adolescente nos lleva de nuevo al estallido del que hablaba Leila Sucari y la dificultad para encajarlo en un contexto que no acompaña. Esto lo refleja muy bien la matrona Rachelle Garcia Selig, quien plantea que la epidemia de trastornos de salud mental relacionados con la maternidad no está en los «cuerpos» de las madres, sino que lo que les ocurre a estas es el síntoma del desequilibrio existente entre el mundo en el que vivimos (y la manera en la que vivimos) y nuestras necesidades más humanas.

Por eso, quizás, centrarse en las madres como la fuente del problema es el problema en sí mismo.

6. SOSTENER Y SOSTENERSE

Mi padre nunca habría empezado el día lavando y doblando sábanas.

LINN ULLMANN,
Chica, 1983

«Me sentí estafada socialmente», me cuenta Paula. Tiene treinta y cinco años y un hijo que nació hace tres. Sabe que ya no quiere tener más, y afirma que su experiencia ha sido tan difícil que no se ve repitiendo. «En el posparto me sentí muy triste, agobiada, pero, sobre todo, muy incomprendida y totalmente desbordada. Me sentía sola». Una psicóloga con la que había tratado otros problemas previos le diagnosticó depresión posparto y durante meses estuvo en tratamiento. «¿Qué echaste en falta?», le pregunto. «Un grupo de amigas, una red de madres en las que apoyarme, que me hubieran entendido. Y más información de lo que es la depresión posparto».

Hay una palabra que se cuelga como un parásito de la gran mayoría de los testimonios de las mujeres que han sido entrevistadas: soledad. Mujeres que al llegar a la maternidad han echado en falta un grupo de amigas, una red, un grupo en el que sostenerse para poder seguir sosteniendo. Sentirse menos abandonadas, al fin y al cabo.

Cuenta Jazmina Barrera en *Linea nigra* que después de sus partos, su madre, su tía y sus bebés vivieron con su abuela durante un tiempo:

> Ella las cuidaba, las ayudaba en esas noches eternas del principio. Mi tía dice que estaba más tranquila cuando mi abuela estaba con el niño que cuando ella misma lo atendía. Tengo la sensación de que yo también tuve a este hijo para ellas, para mi madre, mis tías y mi abuela. Como una ofrenda. Lo tuve para ellas y lo tuve por ellas, porque sé que están ahí incondicionalmente.[165]

Para muchas madres esto es una utopía. No solo son las distancias que muchas veces nos separan, a menudo es también la disponibilidad de una red que tenga tiempo para estos cuidados.

Pienso que lo primero que hice cuando llegué a casa tras el parto de mi primera hija fue sentarme en la cama con ella en brazos y llorar. Me recuerdo pensando que sería incapaz de cuidar de un bebé, que no iba a conseguir que aquel ser diminuto sobreviviera. Pasaron semanas hasta que esa idea se fue haciendo borrosa y luego desapareció, pero entonces se manifestó una sensación de soledad como nunca antes había sentido. Sin poder pedir una excedencia, mi marido volvió a tener que trabajar, por aquel entonces a los quince días, y ahí nos quedamos mi bebé y yo, completamente solas.

Vivíamos en un barrio triste de urbanizaciones infinitas y parques vacíos pegado a un polígono industrial. Salía a pasear por la mañana con la bebé en la mochila, compraba algo en el supermercado si hacía falta y, si tenía suerte, me enganchaba a alguna conversación en la panadería o con alguna que otra madre o abuela perdidas. Sentía una necesidad urgente de hablar de lo que estaba viviendo, de compartir con iguales lo que sentía. Y, sin embargo, pasábamos el tiempo en casa entre cambios de pañales, teta y el mismo pensamiento rumiante a cuestas: «Y a las madres, ¿quién nos cuida?».

Esa fue la pregunta que lanzaron desde la asociación PETRA Maternidades Feministas para celebrar el Día de la Madre en 2023. Querían visibilizar el valor de las maternidades y exigir una crianza digna en un momento en el que las madres seguimos cuidando gratis, empobreciéndonos y enfermando. ¿Qué ocurre cuando quieres ser tú la que cuida? ¿Quién cuida de ti para que puedas cuidar y cuidarte?

Las madres recientes se enfrentan hoy a una soledad y a una falta de cuidados que tiene un impacto inevitable en su salud. Me decía la médica Enriqueta Barranco que mientras investigaba para su último libro, titulado *De parteras a profesoras de partos,* observó que los cuadros graves de salud mental materna eran mucho más infrecuentes cuando la comadrona te asistía en casa, estaba pendiente de ti, te escuchaba y acompañaba en el proceso, y el parto no estaba medicalizado. Sobre esto, la reconocida matrona Ina May Gaskin habla en *Guía del nacimiento* de las profesionales formadas en cuidados posparto que existen en Países Bajos: las *kraamverzorgende.* Allí, la atención maternal reconoce la importancia de cuidar de las madres durante y después del parto, por lo que todas ellas tienen a su disposición el acompañamiento de estas auxiliares, cuyos gastos son asumidos en su mayor parte por el sistema de salud. En el sitio web del RIVM (el Instituto Nacional de Salud Pública neerlandés) explican sus funciones: durante el parto, la auxiliar apoya a la matrona; después, en casa, cuida y apoya a la díada y al resto de la familia. Ayudan con pequeñas labores domésticas, preparan comidas, asesoran a la madre con la lactancia, cuidan a otros hermanos cuando los hay, ofrecen consejos sobre los cuidados del bebé, vigilan el estado de salud de la madre... En algunos países como Canadá, Nueva Zelanda o Estados Unidos la figura que se asemeja a este perfil es la doula de posparto: ofrecen servicios parecidos a los de las auxiliares neerlandesas, pero el coste lo sufraga íntegramente la familia. El objetivo es que el acompañamiento sirva para reducir el estrés, aumentar la confianza de la madre y favorecer el bienestar de toda la familia. Entidades como Childbirth International ofrecen formación específica que incluye conocimientos sobre primeros auxilios básicos, planificación de comidas saludables, reconocimiento de riesgos en el hogar, consejos para tareas domésticas o cuestiones esenciales sobre salud materna e infantil.

Aquí, en España, hablamos de contratar una «salus», que viene a ser algo parecido a una doula de posparto o una *kraamverzorgende,* aunque realmente es un perfil muy poco conocido por el elevado coste que supone para la familia media española. Se las contrata sobre todo para las noches, para que la madre descanse. Diría que todas estas profesionales llevan a cabo las tareas que, en cierta medida, antes hacían otras madres, amigas, vecinas, cuñadas, y que ahora se han quedado descolgadas con un comedido «avísame si necesitas algo». No es de extrañar que, generada una carencia, surja entonces una solución para quienes lo desean y se lo pueden permitir.

¿Quién ve a las madres?

Ser psicóloga y tener conocimientos de los signos de alarma cuando aparece un problema de salud mental no salva de una grave depresión posparto a Jean, una de las protagonistas de la serie *Sex Education,* que intenta adaptarse a su nueva maternidad tras un parto muy traumático: se siente agotada, sola, pero sobre todo se siente desbordada. La superan las noches sin dormir, las demandas del bebé exclusivamente para ella, los infinitos roles que debe asumir. Son tantos que le será difícil reconocer su vulnerabilidad. Como colofón a todo lo anterior, Jean también parece ser completamente invisible para su entorno. Su hijo mayor, un adolescente en plena crisis existencial, tiene sus propios problemas y parece no ver la gravedad de lo que le ocurre a su madre. Sí se da cuenta de que «algo» pasa porque llama a su tía para que acuda a cuidarla, pero resulta que la hermana también se enfrenta a sus fantasmas particulares y traumas infantiles, lo que acaba añadiendo más culpa y más ansiedad a la mochila que ya cargaba Jean. Solo al final de la temporada recibe ayuda, y he aquí algo que no sorprende: es ella misma la que busca el camino para solucionar su trastorno de salud mental.

Algo parecido sucede en la película *Tully:* Marlo acaba de tener a su tercer hijo. Está completamente agotada, sobrepasada, pero su mundo gira en torno a las necesidades de los demás. Como en el caso de Jean, nadie parece ver cómo la depresión posparto va consumiendo a Marlo, ni siquiera a través de los síntomas claros de lo que parece una psicosis. En su caso, no es ella la que encuentra por sí misma una solución, porque ni siquiera es consciente de lo que le pasa. Será un accidente el que haga visible la verdadera situación.

A veces las madres se sienten «solas, incluso cuando están rodeadas de gente», como decía sentirse Charlotte en *Lost in Translation.* Ocurre incluso cuando tienen una pareja a su lado.

Elena tiene treinta y siete años y un hijo de tres. Dice que antes de dar a luz ya empezó a tener síntomas de depresión: «Desarrollé una aversión muy grande a estar embarazada.

Me encontraba mal constantemente, mareada, con náuseas, y mi estado anímico empezó a decaer. Discutía mucho con mi pareja y me sentía tremendamente sola». Cuando nació su hijo, la situación no hizo más que empeorar: entraba en pánico cada vez que este lloraba; sentía que no era capaz de cuidarlo. También llegó a querer morirse, y aunque en ningún momento cometió ningún acto autolítico, lo pensó en muchas ocasiones. «Lo recuerdo como una película de terror. Solo sentía rechazo, hacía él y hacía mí. No me reconocía a mí misma».

Le recomendaron acudir a una fisioterapeuta de suelo pélvico porque el parto, que terminó con fórceps, le dejó secuelas. En ese mismo centro supo de la existencia de psicólogas perinatales y fue entonces cuando empezó a plantearse que debía buscar ayuda. Su hijo tenía cuatro meses cuando empezó con la terapia, primero psicológica y al poco tiempo también psiquiátrica y farmacológica, y asegura que esto fue su salvación.

Le pregunto por el apoyo que recibió por parte de su entorno, de su pareja, y explica que no sintió un sostén real, ni de los profesionales, ni de sus amigas, ni de su pareja. Lo primero que me planteo es: ¿cómo es posible que una mujer con síntomas de depresión no tenga un seguimiento posterior, sabiéndose como se sabe que esto implica un claro riesgo de depresión en el posparto? ¿Dónde está la grieta de un sistema por el que se escurre de este modo la prevención? Y luego pienso inevitablemente en el apoyo que debería brindar la persona con la que se comparte la crianza. Nada nuevo, claro: como las nubes que preceden a la tormenta, la desigualdad, la falta de corresponsabilidad, la carga mental y los problemas de pareja anuncian un desgaste emocional profundo para las madres. En el caso de Elena, la relación con su pareja fue mejorando poco a poco, pero él no comprendió realmente el nivel de agotamiento y exigencia que supone cuidar de un bebé hasta que tomó el relevo de la baja por paternidad, tras las dieciséis semanas. El punto de inflexión se produjo cuando ella decidió comenzar un tratamiento psicológico: «Eso marcó un cambio en la actitud de mi pareja. Creo que fue entonces cuando comenzó a tomar conciencia de la magnitud de lo que yo estaba viviendo».

El apoyo de las parejas a las madres durante el embarazo, el parto y el posparto es fundamental. También en la lactancia. Así lo reveló un estudio llevado a cabo en Reino Unido: el apoyo de los padres es clave para la duración y el inicio de la lactancia; pero, aunque muchos quieren hacerlo, a menudo se sienten perdidos y poco informados. Los autores de la investigación señalaban que incluir a la pareja en programas de educación específica en lactancia y posparto puede mejorar esto, siempre que se equilibre su participación para no afectar el vínculo madre-bebé.[166] Es curioso cómo, al contrario que ellos, muchas mujeres se mueven y buscan la información o la ayuda que necesitan cuando previamente no la han tenido.

Los cuidados no abarcan solo un apoyo logístico, que también, sino más bien emocional: brindar ánimo, escucha, empatía. También entender los lugares tan distintos que se ocupan en el posparto y la situación de privilegio de la que goza la figura paterna en nuestra sociedad. Pocos libros reflejan tan bien como *Casas limpias,* de María Agúndez, la goma de borrar en la que se puede convertir el entorno y lo poco que se exige a la pareja cuando la pareja es un hombre:

> «Qué apañaditos, los hombres de hoy en día». Todavía no lo sé, pero será una de las frases que más escucharé durante las próximas semanas:

> «Cómo te ayuda, cuántas cosas hace, ¡qué bien agarra a la niña!, qué bien se apaña, tienes que sentirte muy agradecida, ¿va a pedir la baja?, ¡qué lujo!, ¿cuatro meses de baja?, ¡qué exageración!».[167]

La relación puede tambalearse ante este desequilibrio y el malestar que generan las actitudes y los comentarios del entorno. Sabemos que la calidad de la relación de pareja impacta directamente en la forma en la que los padres se relacionan con sus hijos día a día. Una investigación encontró que, si los padres están bien como pareja, también suelen llevarse bien con sus hijos ese día.[168] Si la pareja tiene un mal día, puede afectar a su relación con los hijos. Aunque no siempre ocurre de la misma manera: algunas madres intentan compensar esto y al día siguiente son más cariñosas con los hijos.

Pero si la madre o el padre tienen depresión, el vínculo con los hijos también se ve afectado, aunque de forma distinta en función del rol: si es la madre la que atraviesa una depresión, el padre se ve más afectado por cómo está la relación de pareja, y esto hace que trate peor al hijo o la hija. Si es el padre el que está deprimido, la madre no se deja afectar tanto por la relación de pareja en el vínculo con la criatura.

La depresión posparto de los otros

Contaba Ibone Olza en una entrevista que ser padre no es lo mismo que ser madre. Que su papel es otro al principio: sostener la díada madre-bebé, entenderla, protegerla y cuidarla. «Probablemente el papel del padre adquiera más importancia más adelante. Y entender todo esto también ayuda a llevar mejor el posparto», decía.[169] Esto me recuerda a algo que leí en *La distancia que nos separa,* de Maggie O'Farrell:

> La maternidad es una cosa prescrita, clara. Esos nueve meses que se pasan con otro ser en las entrañas son un contrato no escrito vitalicio que no se puede anular. Pero la paternidad es algo nebuloso, indefinido, que casi puede no ser nada, una mera célula con cola disparada al vacío.[170]

Si el escenario es tan distinto, ¿podrían las parejas sufrir también una depresión posparto? Esta cuestión ha surgido a menudo en los medios de comunicación —sobre todo a lo largo de los últimos cinco años—, en los que parece haber aumentado el interés por la figura paterna. Artículos recientes, como el publicado en 2020 por investigadores de la Universidad de Granada y de la UNED,[171] insisten en señalar que, aunque se desconoce la prevalencia en España, también consideran que muchas parejas sufren depresión en el posparto, caracterizada, sobre todo, por la represión de la tristeza, los sentimientos de agobio e incluso el resentimiento hacia el bebé. En la misma línea, en un artículo publicado en *Infosalus* bajo el título «Los hombres también sufren depresión posparto: estos son sus principales síntomas»,[172] un experto manifestaba que existen diferencias de género en cómo se expresa la depresión: las mujeres suelen mostrar tristeza y llanto, mientras que los hombres tienden a la ira, el abuso de sustancias y conductas de riesgo para ocultar el malestar. Se señalaba en el texto que es importante tanto la prevención como el tratamiento para evitar la cronificación o el aumento de la gravedad del trastorno.

En una entrevista para *La Voz de Galicia,* preguntaron sobre esto al psicólogo Máximo Peña, quien manifestó que no es correcto hablar de depresión posparto en los hombres:

> Sobre los cambios a nivel cerebral y hormonal en los hombres que se convierten en padres, la investigación está apenas comenzando.

> Muchos estudios hablan, por ejemplo, de una caída en el nivel de testosterona, de una subida en el de oxitocina, y se han encontrado cambios a nivel cerebral. Pero aún sabemos poco; de las mujeres sabemos más. La paternidad es un hecho que tiene un contenido de estrés, sobre todo en lo que tiene que ver con la crianza temprana, con los primeros meses del bebé. Son meses muy duros, en los cuales se duerme mal y la relación de pareja sufre un cambio absoluto.[173]

En el ensayo *Paternidad aquí y ahora,* el psicólogo recuerda que nacer como padre supone asumir nuevos roles y tareas demandantes, lo que puede suponer un reto enorme y afectar a la salud mental. Lo que experimentan muchos padres no es tanto depresión clínica, sino un distrés o malestar emocional relacionado con el estrés y los obstáculos para equilibrar las demandas familiares y laborales. Según Máximo, las dificultades en el vínculo con el bebé, la ausencia de modelos de paternidad, no contar con apoyo social, enfrentarse a conflictos de pareja, que la madre sufra depresión posparto o la paternidad no deseada son algunas de las circunstancias que pueden suponer un riesgo.

«Los hombres no podemos padecer "depresión posparto". El parto es de ellas», dice Máximo, que prefiere el término «depresión perinatal paterna» o «depresión por paternidad». Recuerda también que no está oficialmente reconocida como un trastorno al no haber un acuerdo sobre los criterios diagnósticos. Tampoco existen instrumentos de medición específicamente diseñados para hombres que se convierten en padres. Cuando la pareja es mujer, aunque puede haber otros matices, podría ser similar: una depresión no posparto, sino, en este caso, por maternidad.

Desde Postpartum Support International ofrecen recursos e información para los padres y las parejas que se encuentran en esta situación. «Es importante saber que no estás solo, y los trastornos de salud mental perinatal son tratables», dicen en su web.[174] La salud mental de la pareja parece clave para poder apoyar a la madre. Un estudio encontró en 2020 que la inclusión activa de la pareja en el tratamiento de la depresión posparto mejora significativamente la evolución de la madre y también protege la salud mental de la pareja.[175] Sus conclusiones van encaminadas a respaldar la importancia de intervenciones que involucren a los miembros de la pareja, en lugar de centrar el tratamiento exclusivamente en la madre. Hay toda una geografía por construir.

7. EL MAPA DEL DESIERTO

Nosotras, las que caminamos durante la noche y trabajamos durante el día.

Hollie McNish,
Nadie me dijo

La revelación es azul. Tiene un tacto rugoso, pero suave, como de paño de cocina recién recogido de la cuerda de tender. Es difícil saber cómo se ha colado en una consulta saturada de luz y papelajos que invaden las paredes. Pero ahí está. Quien hace la recogida se atrinchera tras una mesa blanca en la que conviven forzosamente la pantalla de ordenador, con su teclado y su ratón, y varios bloques de notas que publicitan alguna empresa feroz. La respuesta intenta maquillar una ausencia: la de un sistema que no funciona. «Te envío como preferente».

El acceso a los servicios de salud mental perinatal, como en el caso del resto de servicios de salud mental, es complejo, escaso, a veces inexistente. Lo que debería ser sostén se transforma en laberinto.

El hijo de Noelia tiene siete meses. Lo tuvo a los veintiocho años, joven para la tendencia actual. Me dice que es difícil resumirlo todo, que en su caso no está recuperada físicamente, y psicológicamente tampoco se encuentra bien. Es muy generosa porque, en el momento en el que se realiza esta entrevista, hace dos meses que su médico de cabecera la derivó de manera urgente a salud mental. Hasta dentro de otros dos no tiene la primera cita de psicología a través de la Seguridad Social. Dice Noelia:

> Después del parto estaba feliz por tener a mi bebé, pero al poco tiempo, de repente, todo me daba miedo: separarme de mi hijo, que le pasara algo, que no quisiera comer, que no cogiera peso... El día que fui a trabajar no podía parar de llorar y de sentir angustia por no estar con mi bebé. No quiso comer nada en ocho horas. Responder a cómo me siento es complicado, pero básicamente asustada, abandonada por el sistema, rodeada de gente, pero a la vez completamente sola, incomprendida, triste y sumamente angustiada.

Existe una presión asistencial tan alta en la atención ambulatoria que se oferta en los centros de salud mental que, aun existiendo profesionales cualificados, resulta complicado encajar espacios específicos para atender a mujeres como Noelia con la frecuencia y la especificidad que se requiere. Aunque ahora está de baja, a menudo le dicen en su entorno que se le pasaría el malestar si volviera a trabajar, «como a todas las madres que tienen que volver al trabajo». A ella es precisamente esto lo que le produce una ansiedad que no puede soportar: pensar en no estar presente. «Yo no quiero que mi madre ni mi suegra pasen más horas al día con mi hijo que yo, no quiero que me lo cuide nadie para poder trabajar, quiero cuidarlo yo», cuenta. Lo que ella echa en falta es más tiempo para maternar: «Las bajas por maternidad son insuficientes. Aunque juntes las dieciséis semanas con la lactancia, y con todo lo que puedas acumular de vacaciones, ni siquiera llega a los seis meses de lactancia exclusiva».

El mapa del desierto de la salud mental materna

Trabajé durante tres años en el IESMP. Aunque la entidad se dedica fundamentalmente a la formación, lo cierto es que también tiene una enorme fuerza divulgativa. En mayo de 2024, coincidiendo con el mes de la salud mental materna, se llevó a cabo una investigación para recopilar los recursos públicos especializados en la atención a la salud mental perinatal disponibles en el sistema público de salud. La motivación principal era conocer qué recursos reales tienen las madres en España, porque son numerosas las solicitudes desesperadas que llegan de madres o familias necesitadas de atención urgente y especializada para problemas como depresión durante el embarazo, psicosis posparto o pérdida gestacional, y que no saben dónde dirigirse. «Es vital que reciban apoyo rápido y, si es necesario, en su hogar, ya que la falta de atención en este momento crítico puede empeorar la situación», señalaba Ibone Olza, como directora del IESMP, en una nota de prensa que lanzamos con ocasión del Día de la Salud Mental Materna de aquel año.

Durante la investigación se recogieron datos de cuarenta y seis iniciativas en todo el país, pero se observó una distribución desigual; incluso se encontraron áreas que carecían por completo de programas en la red pública. Además, muchos de los profesionales consultados señalaron obstáculos institucionales que dificultan el funcionamiento efectivo de estos programas, que en ocasiones dependen demasiado del esfuerzo individual de los especialistas y se ven afectados por ausencias de personal cualificado. En esto insistió mucho Azul Forti Buratti, psiquiatra de la infancia y la adolescencia y la autora principal de esta investigación: como los programas se sostienen por el esfuerzo de los profesionales que los promueven, su continuidad se ve comprometida cuando no pueden participar activamente, dejando el programa en una especie de pausa. Otro de los hallazgos relevantes fue la disparidad en la disponibilidad de especialistas: un número considerable de programas de salud perinatal carecen de psiquiatras, aunque en casi el 80% de los casos sí contaban con al menos un psicólogo clínico.

También se observó que la atención variaba en cuanto al formato y al alcance: treinta y cuatro de los cuarenta y seis programas se llevaban a cabo en entornos hospitalarios, mientras que veintiuno se desarrollaban en ámbitos ambulatorios especializados, como centros de salud mental o consultas externas. Destacan dos programas que operan en formato ambulatorio intensivo: uno es específicamente un hospital de día madre-bebé en Cataluña, y el otro, un hospital de día infantil en Castilla-La Mancha, que atiende niños de hasta treinta y seis meses y a sus familias, y en los que se interviene en dificultades vinculares.

Con todo, Olza se lamentaba:

> Nuestras conclusiones indican que, a pesar de los esfuerzos realizados por algunas profesionales y asociaciones, existe una carencia generalizada de estrategias formales y recursos especializados a nivel estatal para tratar la salud mental perinatal, lo que impide a las madres y familias alcanzar la ayuda que necesitan a tiempo.

Esta situación contrasta con la de otros países, como Chile, Argentina, Francia o Reino Unido, que han desarrollado infraestructuras completas y servicios públicos especializados en salud mental desde la concepción. Por eso, a raíz de estos datos, se decidió lanzar una campaña para concienciar sobre la falta de recursos para las madres y sus bebés, y la urgencia de desarrollar un plan nacional en este sentido. Decidimos llamarla «El mapa del desierto» como un guiño a esta escasez abrumadora. Y, efectivamente, el mapa interactivo[176] que se armó para ubicar todos los datos representaba el lema con bastante fidelidad.

Por todo lo anterior, desde el IESMP se consideró esencial promover la creación de un Plan Nacional de Salud Mental Perinatal en España. Para ello, se siguieron dos caminos: por un lado, se creó una petición en Change.org[177] animando a la ciudadanía a apoyar la causa. La acogida fue extraordinaria: en un año, más de diecisiete mil personas la firmaron. Por otro lado, se presentó una solicitud formal al Ministerio de Sanidad, respaldada por más de cincuenta profesionales. Entre los puntos clave del Plan se incluyen enfoques multidisciplinarios, formación especializada para profesionales que acompañan la maternidad, acceso equitativo a servicios sensibles al trauma y el abordaje prioritario de la violencia de género durante el embarazo y el posparto. Además, se subrayó la necesidad de invertir en investigación para disponer de datos registrados y públicos, especialmente sobre el suicidio en periodo perinatal. Y, por nuestra parte, un planteamiento: desde la concepción hasta los primeros años del bebé, cuidar el bienestar emocional de madres, padres y criaturas no es un gasto sanitario, ni un lujo opcional que pueda ignorarse, sino una necesidad urgente.

A raíz de esta petición, el Comisionado de Salud Mental invitó al IESMP a participar en el Comité Técnico/Sociedades Científicas del Plan de Acción en Salud Mental 2025-2027 y en el Plan de Acción para la Prevención del Suicidio 2025-2027. Después de varias reuniones con otras entidades y personas expertas relacionadas con la salud mental, se logró un primer paso importante: que la etapa perinatal se incluyera en el Plan de Acción de Salud Mental 2025-2027.[178] En la línea 6 del Plan de Acción («Salud Mental en población perinatal, de la infancia y la adolescencia») se recoge la necesidad de un enfoque integral y preventivo en salud mental perinatal, infantil y adolescente, con acciones centradas en la formación de profesionales, coordinación entre instituciones, programas especializados y alternativas a la hospitalización, priorizando la protección del vínculo materno y el desarrollo en entornos seguros y accesibles.

En un contexto «desértico», la introducción de este punto es esperanzadora. Así lo ve Paloma Serrano, la psicóloga del IESMP que ha acudido a las reuniones con el comisionado: «Tanto la comisionada como su equipo han sido receptivas a este tema, han cuidado la manera de nombrar. Aun así, considero que se debería haber reconocido como una línea de acción propia y no formando parte de otra de manera tan amplia». Faltaría, entonces, ese reconocimiento como «entidad propia» sobre la que poner atención y recursos específicos. Porque nombrar tiene mucho que ver con existir.

Formación en salud mental perinatal

Hay una cuestión importante: la insuficiente formación de los profesionales en este campo. Esto también complejiza mucho la atención especializada durante el embarazo y el posparto, y provoca que se den situaciones preocupantes como, por ejemplo, la interrupción abrupta del tratamiento psiquiátrico durante el embarazo o la lactancia en el posparto. También que no se acompañe adecuadamente una pérdida perinatal o que se produzca una separación temprana del bebé por falta de apoyo.

En Conecta Perinatal, la Confederación Salud Mental España y el IESMP insisten en que invertir en este ámbito previene sufrimientos evitables y contribuye a que se construyan sociedades más sanas.[179] El Plan de Acción de Salud Mental 2025-2027 ya lo menciona: «Es fundamental fomentar la capacitación de los profesionales en los problemas de salud mental y/o proceso de duelo que afectan al periodo perinatal». Y, sin embargo, no existe la «psicología y psiquiatría perinatal» como especialidad reglada.

Sobre la situación de la psiquiatría perinatal se realizó un estudio en 2022 para conocer el estado de esta disciplina en Europa. Encontraron que, si bien para psiquiatría general la recomendación europea es de un mínimo de cinco años de formación, con experiencia práctica en diferentes ámbitos, no existen actualmente recomendaciones similares sobre la formación en psiquiatría perinatal. Esa ausencia provoca que en esta disciplina haya una gran variabilidad en función de cada país; no obstante, los investigadores encontraron también que pocos ofrecen formación estructurada, pese a que la mayoría de los residentes consideran necesario incluirla en el currículo general con el objetivo de mejorar la atención y prevenir complicaciones en este periodo.[180]

Explica la psiquiatra Azul Forti que, en el ámbito de la salud mental, España va con cierto retraso en comparación con otros países europeos. Por ejemplo, la especialidad de psiquiatría infanto-juvenil lleva décadas consolidada en muchos lugares de Europa, mientras que en España se ha aprobado recientemente, y la formación oficial apenas comenzó hace un par de años. «Por eso —explica— es comprensible que la salud mental perinatal, siendo una especialidad aún más reciente, esté hallando aún más dificultades para consolidarse». ¿Por qué ocurre esto? Lluïsa García Esteve es contundente en su respuesta:

> Aquí ha existido, históricamente, una disfunción profundamente arraigada, relacionada con la ignorancia —o incluso la negligencia— en la atención a la salud de las mujeres. Uno de los aspectos clave de esa salud, especialmente en lo que respecta a la salud mental, es todo lo relacionado con el embarazo, el parto y el posparto. Y, ante eso, una se pregunta: ¿qué ha pasado? Lo que ha ocurrido es que esa desatención histórica hacia las mujeres por parte de la ciencia, la medicina, la psicología, la psiquiatría, y un largo etcétera, se ha perpetuado.

García Esteve considera que esta situación se ha ido replicando sin que nadie la cuestione, hasta que alguien lo señala y entonces empiezan a surgir pequeños intentos de cambiar las cosas. Pero todo ocurre, para la psiquiatra, con una lentitud desesperante, y no entiende cómo no hemos empezado ya a correr. «Llegamos tarde. Muy tarde. Pero ahora ya no hay excusas: tenemos que ponernos en marcha», dice.

Y de nuevo, las pequeñas islas en medio del océano. Azul Forti tiende a pensar que en la psicología hay algo más de sensibilidad hacia los procesos relacionados con la maternidad, el vínculo madre-bebé y temas afines «porque durante la carrera se abordan en parte estos contenidos». Sin embargo, la psiquiatría depende más de cada profesional y de la formación complementaria que decida hacer, según explica Forti:

> En Medicina, por ejemplo, no se habla prácticamente nada sobre la salud mental materna ni sobre la díada madre-bebé, y en la

especialidad de Psiquiatría tampoco suele abordarse, a menos que tengas la suerte de coincidir con una adjunta —y digo adjunta en femenino porque suelen ser mujeres— con suficiente sensibilidad como para transmitirte interés por estos temas.

Tampoco se estudia la lactancia materna en las universidades. Si los profesionales que atienden a las madres no cuentan con conocimientos sobre la compatibilidad entre medicamentos y lactancia, muchas madres pueden terminar en situaciones de riesgo en caso de no contar con medicación o abocadas a poner fin a lactancias deseadas (y sanadoras).

En España, el acceso a la formación en psicología, fuera de la vía PIR, es algo más accesible: como el número de plazas PIR anuales es muy limitado, muchos psicólogos, especialmente en el ámbito privado, optan por realizar un máster en Psicología General Sanitaria y luego se van especializando según sus intereses. Esto hace que haya más psicólogos en ejercicio y que puedan elegir su campo de trabajo con mayor libertad en el ámbito privado. Sin embargo, cuando hablamos del sistema público de salud, la situación es diferente. Azul y Lluïsa creen que es ahí donde se debe poner el foco: en el derecho de cualquier ciudadano o ciudadana española a recibir atención sanitaria especializada, independientemente de dónde viva o qué tipo de patología tenga, ya sea salud mental, cáncer o una enfermedad autoinmune. En ese sentido, la psicología perinatal dentro del sistema público está en una situación similar a la psiquiatría perinatal: ante la carencia formativa, si un profesional de la salud mental puede y lo desea, se formará por su cuenta a nivel privado en perinatal. Son las islas a las que no llegaron —o tardaron más de lo deseado en llegar— Noelia, Paula, Ana, Elena, Esther, Miriam, Daniela, Lucía, Jessica, Elisa, Silvia, Helena, Carmen, Melanie… ¿Cuánto sufrimiento podría haberse ahorrado con un buen sistema de salud mental perinatal?

La integración

En Cataluña se integró en 2024 un cribado de salud mental perinatal en el embarazo y en el posparto para una mejor prevención e identificación de síntomas de trastornos de salud mental, que abarcaba tanto la ansiedad como la depresión. Y esto es importante porque pone el foco en la prevención, y no únicamente en la patología. En el resto de España aún no se ha creado un dispositivo así, pese a ser un recurso sencillo, de escasísimo coste.

¿Es tan complejo llevar a cabo este tipo de prácticas? La OMS ha demostrado que es más una cuestión de voluntad. En 2022 publicaba una nueva *Guía para integrar la salud mental perinatal en los servicios de salud maternoinfantil.*[181] Su principal objetivo es proporcionar, desde la evidencia científica, herramientas a los profesionales y a los responsables de las políticas públicas de salud para asegurar que todas las madres reciban la atención necesaria, independientemente de la gravedad de sus síntomas.

Raquel Carmona es psiquiatra, directora del programa de salud mental perinatal del Área Sanitaria Norte de Córdoba y docente del programa de formación en psiquiatría perinatal del Instituto Europeo de Salud Mental Perinatal. Para ella es fundamental la instrucción de los profesionales en el ámbito de la perinatalidad, pero también la accesibilidad de las mujeres que sufren trastornos mentales perinatales a servicios especializados dentro del sistema público sanitario. «No basta solo con detectar los síntomas: es esencial que los servicios de salud mental estén coordinados con la atención obstétrica y pediátrica para ofrecer un seguimiento continuo e individualizado en función de las necesidades de cada díada», explica Raquel.

La integración no solo mejora la calidad del cuidado, sino que también optimiza recursos y potencia la prevención, disminuyendo el impacto a largo plazo de los trastornos mentales perinatales. Pero para esto se requiere compromiso político, inversión en formación y, sobre todo, el interés de transformar la estructura actual para que la salud mental perinatal deje de vagar por un desierto.

8. LAS MADRES ACTIVISTAS

Mi dolor individual, aparentemente íntimo como madre, es el dolor individual y aparentemente íntimo de las madres que me rodean y de las que estuvieron antes que yo, cualquiera que sea su clase o el color de su piel.

ADRIENNE RICH,
Nacemos de mujer

Las mujeres se han puesto sus mejores galas. Madrugaron más que de costumbre para tenerlo todo listo: el pelo impecable, el niño limpio y bien vestido, envuelto en su toquilla suave de algodón. Están nerviosas y expectantes. No todos los días se recibe una visita tan ilustre. Si pudiéramos escuchar el sonido del ambiente que hay en la sala, los llantos de los niños de pecho irrumpirían en el murmullo de las conversaciones. El fotógrafo pide a las mujeres que se junten, que, si no, no entran en el encuadre. «Señoras, por favor». Algunas miran a la cámara, otras, a Clara, que sonríe con las manos juntas.

A Clara Campoamor siempre la pensamos como la mujer que luchó por el voto femenino, pero es justo reconocerla también como una de las primeras activistas por los derechos de las madres y de la infancia. La foto[182] se hizo en enero de 1934, en uno de los actos del Comité Pro-cunas de la Unión

Republicana Femenina. El objetivo del comité era ayudar a madres vulnerables mediante la entrega de cunas y acompañamiento con madrinazgo, reflejo de la apuesta de la política por dignificar el papel de la maternidad en la sociedad, defendiendo que esta debía ser protegida, respetada y reconocida como una función de interés público. Lo manifestó así en muchos de sus discursos, como la conferencia «La mujer y su nuevo ambiente», que impartió en el Congreso el 1 de octubre de 1931:

> A la mujer moderna le incumbe el deber de llevar a la legislación este sagrado concepto de justicia: consideración de la maternidad como una función de salud pública, con todas las prerrogativas de esta acepción, así considerada por la deuda que la sociedad contrae con la madre.[183]

Clara Campoamor fue pionera en proponer una visión de la maternidad que integrara la justicia social, la igualdad legal y, sobre todo, la dignidad humana: pidió el reconocimiento de la maternidad como función social; criticó la legislación clasista que beneficiaba solo a las madres de clase alta; impulsó la ley del divorcio; consiguió que la madre que se separara pudiera volver a casarse sin perder a sus hijos; denunció el estigma sobre las madres solteras; habló de la protección de la infancia como deber del Estado; y también insistió en la libertad económica y jurídica de las madres. Pensó mucho en las dificultades y precariedades a las que se enfrentaban las madres proletarias y de clase media. Y esto, para ella, no solo debía verse reflejado en la teoría, también en la práctica. En su conferencia «La nueva mujer ante el Derecho, el Derecho Público», impartida en la Academia de Jurisprudencia y Legislación el 13 de abril de 1925, dijo:

> Hay, evidentemente —no puede negarse—, en este mayor desamparo de la madre proletaria, los efectos de una legislación de clase, y sin inclinarnos a banderías políticas, sí afirmamos que una legislación que en este orden y en otros mirara más a las necesidades de la clase media y proletaria sería más humana, porque aparte de su mayor generalidad, solo restringiría en las clases elevadas la libertad para satisfacer la comodidad, el lujo o el capricho, en perjuicio de los más desvalidos.

Dio voz a quienes no eran escuchadas. Y se adelantó a muchos debates contemporáneos sobre los derechos reproductivos y el valor social del cuidado y de la maternidad. Denunciaba que a «la madre [...] se le dice que su función más íntima y alta, la maternidad, es obstáculo al libre desenvolvimiento de su personalidad, y que quien gesta seres humanos no podrá a su vez serlo con plenitud». En una época en la que ser madre implicaba un rol muy determinado, Clara Campoamor entendió que la maternidad, lejos de ser una cuestión privada, debía convertirse en un compromiso colectivo. Porque cuando una sociedad cuida a sus madres, también se cuida a sí misma.

Recuperar el cuerpo materno: del aislamiento al apoyo colectivo

Para Noelia Hernando Real, investigadora y profesora de la Universidad Autónoma de Madrid, el movimiento de la mujer ha sido, y continúa siendo, fundamental en el estudio y la visibilización de la salud mental materna. Cuenta que cuando Elizabeth Cady Stanton —una de las pioneras en favor del voto de la mujer en Estados Unidos— comenzó a denunciar, allá por 1850, la falta de derechos de las mujeres, no le movía el hecho puntual de que la mujer pudiera votar, sino que, gracias a este voto, se pudieran producir cambios significativos en temas tan importantes como son la maternidad y el cuidado de los hijos. Explica Noelia acerca de Stanton:

> Como madre de siete, ella misma expresó las dificultades de ser adalid de los derechos de la mujer, cuando a veces no podía ni viajar para dar sus discursos, y se hizo eco de las precariedades que otras mujeres, menos favorecidas que ella, debían enfrentar al tener hijos. Todo esto, obviamente, acarrea un coste físico y mental que Stanton ya subrayó en los inicios del movimiento feminista en Estados Unidos.

Por esto las madres se buscan. En la década de 1950, un grupo de siete madres comenzó a juntarse en Illinois para sentirse acompañadas, y acabaron resolviendo las dudas y los problemas que tenían relacionados con el amamantamiento de sus hijos. Llegaron a la conclusión de que la falta de ayuda, ya en aquel momento, desencadenaba abandonos no deseados de la lactancia, así que decidieron crear una red de apoyo entre madres basada en la experiencia, la escucha y la información científica actualizada. A aquel colectivo lo llamaron La Liga de la Leche (LLLI) y lo que empezó como una pequeña reunión entre madres se acabó transformando en todo un movimiento por la recuperación de la lactancia, y, con ella, del cuerpo de la mujer: publicaron el libro *El arte femenino de amamantar* (1958), formaron a otras madres para que a su vez pudieran ayudar voluntariamente a otras, y expandieron la labor a otros países en América Latina, Europa, Asia y África. En España aterrizaron en los setenta, y cincuenta años después continúan ofreciendo apoyo y recursos a las madres desde esta mirada de recuperación de nuestras capacidades.

Ese fue el germen que surgió en la segunda ola del feminismo: si bien la primera ola abrió el camino para hacer visible la necesidad de poner el foco sobre la salud física y mental materna, la segunda, más radical y activista, materializó esta idea en un llamamiento para recuperar los cuerpos de las mujeres. Así surgió, en 1969, el Colectivo de Boston —un grupo de mujeres activistas en pro de la salud femenina en Estados Unidos—, con el objetivo de empoderar a las mujeres proporcionándoles información sobre sus cuerpos y defendiendo sus derechos en el ámbito de la salud. Publicaron *Our Bodies, Ourselves,* un libro que denunciaba el sesgo de género y los abusos médicos, y que se convirtió en uno de los textos fundamentales del feminismo. Tanto en su formato impreso (que ha pasado por distintas ediciones hasta 2011) como en la versión digital actual, el libro incorpora la salud mental materna como parte esencial de su enfoque, ofreciendo información, testimonios y recursos para apoyar a las mujeres durante el posparto. En esto tuvo mucho que ver la experiencia de Wendy Sanford, una de las fundadoras del colectivo: tras el nacimiento de su primer hijo en los años sesenta, comenzó a experimentar síntomas depresivos. Como desconocía lo que le estaba pasando, empezó a culparse por las dificultades y el malestar que habían llegado con la maternidad, pensando que se trataba de una «deficiencia personal». Fue entonces cuando una amiga cercana la convenció para que asistiese a un grupo de apoyo entre madres:

> En mi grupo, la gente comenzó a hablar sobre la depresión posparto. En ese periodo de cuarenta y cinco minutos me di cuenta de que aquello por lo que yo había estado culpándome, y aquello por lo que mi esposo me había culpado, no era una deficiencia personal. Era una combinación de fenómenos fisiológicos y también algo de

tipo verdaderamente social, el aislamiento. Esa toma de conciencia fue uno de esos momentos que te hacen feminista para siempre.[184]

En las décadas 1970 y de 1990, la concienciación toma fuerza dentro de la metodología feminista: las mujeres se reúnen en grupos para compartir sus experiencias personales, hablar de su vida cotidiana y reflexionar colectivamente. Comienzan a hacer feminismo sin, tal vez, ser conscientes de ello. Simplemente estando, contando, compartiendo. Ayudando a otras en situaciones parecidas. No se trata solo de reconectar con el cuerpo como entidad física, sino también como espacio de experiencia emocional, política y social.

Cuando la maestra Nancy Berchtold tuvo a su primer hijo en 1983, vivió un parto traumático que desencadenó una psicosis y posterior depresión posparto. Aunque recibió tratamiento médico y tuvo el apoyo de su familia, se sintió aislada y sin referentes a los que agarrarse. Esto la llevó a fundar Depression After Delivery (DAD), uno de los primeros grupos de apoyo de Estados Unidos para madres con enfermedades mentales tras el parto. Casi en paralelo, la activista Jane Honikman, después de años atendiendo llamadas de madres en crisis sin un marco clínico claro, descubrió el concepto de depresión posparto en la conferencia de la MARCÉ en 1984. Fue esto lo que la impulsó a fundar, en 1987, Postpartum Support International (PSI) y crear así una red global de apoyo entre madres, profesionales y voluntarios. Tanto DAD como PSI transformaron la forma en que se entiende la maternidad, al visibilizar la salud mental posparto como un componente fundamental del bienestar materno. DAD estuvo activa hasta principios de los 2000, pero PSI sigue muy presente a nivel internacional, incluidos los países de habla hispana, donde la organización ofrece materiales educativos, grupos de apoyo *online* y una línea gratuita de apoyo a familias y profesionales en temas relacionados con la salud mental perinatal.

En España, hasta los años noventa no surgieron organizaciones como la Plataforma por los Derechos del Nacimiento, la Asociación Vía Láctea de Zaragoza o la Associació Naixença, que empezaron a denunciar cómo el parto había dejado de ser algo fisiológico para convertirse en un proceso que «tenía que ser» intervenido, haciendo visible el impacto que acarrea, a nivel físico y emocional, el modo en que nacemos. Aunque su motivación inicial no es el activismo en torno a la salud mental perinatal —como en los casos de DAD o PSI—, lo cierto es que estos grupos, y los creados en el siglo XXI, sí incluyen de forma tangencial la salud mental perinatal.

El Parto es Nuestro nació en 2003 a partir de la lista de correo «Apoyocesáreas», creada en 2001 por Ibone Olza y Meritxel Vila con el objetivo de compartir experiencias relacionadas con estas intervenciones obstétricas que, demasiado a menudo, eran completamente innecesarias. El grupo creció rápidamente, convirtiéndose en un espacio donde las mujeres encontraban apoyo y comprensión al compartir sus vivencias, que tenían en común la violencia sufrida en el proceso. «En los inicios, lo que hacíamos era contarnos nuestras historias porque estábamos muy heridas, muy dañadas, y contándolas, sanábamos», cuenta Ibone en *La voz de las mujeres. Violencia obstétrica y activismo,* un documental que recorre las dos décadas de activismo de la asociación. Un camino ligado a la historia de la violencia obstétrica en España y al esfuerzo activista de las mujeres por combatirla y mejorar el bienestar mental y físico de las madres.

Y hay mucho que reconocer aquí desde el feminismo. Porque gracias a estas activistas —la mayoría embarazadas y madres recientes con muchos agobios, poco tiempo y prácticamente ningún recurso— no solo se han producido importantes cambios legales y sociales relacionados con la atención de la salud reproductiva, sino que también se ha visibilizado la importancia de la salud mental perinatal. Ibone Olza recuerda a menudo que «no existe en España otra asociación de usuarias que haya tenido tanto impacto en la sanidad pública». Y todo esto ha contribuido a un cambio de narrativa.[185]

Jael estaba embarazada de su primer hijo cuando llegó a la asociación. Era el año 2015, y aunque había escuchado los relatos de parto de su madre y de sus amigas, sintió que habían naturalizado intervenciones que ella no acababa de entender como «normales». Leyendo un libro del pediatra Carlos González encontró recomendada la web de El Parto es Nuestro, así que decidió entrar en busca de información. «¡Qué sorpresa me llevé cuando empecé a leer sobre evidencia científica! Todo encajaba con mi parecer sobre las intervenciones», cuenta. Pese a estar informada, finalmente su parto acabó en una cesárea y la separaron de su hijo más de diez horas, sin motivo médico alguno.

Tras esta experiencia que, dice, le dejó una profunda huella psicológica, Jael se sumió en la oscuridad durante año y medio. Cuando comenzó a remontar, encontró apoyo y fortaleza participando activamente en El Parto es Nuestro. Como abogada y madre de dos hijos, ha visto en el activismo una herramienta de transformación social; en su caso, para combatir la normalización de la violencia obstétrica y crear un espacio en el que las mujeres se hagan fuertes durante el embarazo y el parto. También para salir de ese agujero en el que puede convertirse a veces el posparto.

Para muchas mujeres el activismo es una manera de estar en el mundo. Lo es para Fátima Ouassak, una madre francesa que ha contado su experiencia en *El poder de las madres,* un libro en el que trata el potencial del activismo materno para cambiar las cosas. Lo hace combinando datos históricos, desde los primeros movimientos en los años ochenta en Francia hasta llegar a la actualidad, incluyendo su experiencia personal como fundadora del Frente de Madres, un grupo que arrancó con una demanda sencilla: alimentación saludable y vegetariana en los comedores escolares. Pronto el objetivo de este grupo se ramificó y creció como una enredadera para denunciar cuestiones relacionadas con la violencia institucional y el racismo sistémico que afecta a la infancia racializada en este país. «Con siete personas se puede cambiar una ciudad; basta que tengan la determinación suficiente», escribe.

Resuenan en las activistas de hoy las palabras de mujeres como Clara Campoamor: «En una sociedad más perfecta, la maternidad será considerada una de las más elevadas funciones sociales». Como si cogiera el testigo, Fátima Ouassak dice:

> En el seno de nuestro colectivo hemos hallado el reconocimiento y la valorización de nuestro papel de madre. [...] Es un espacio de tolerancia donde hemos podido sentir la solidaridad entre madres compartiendo nuestras experiencias, apoyándonos frente a la violencia y la discriminación, ayudándonos mutuamente de manera muy práctica para cuidar de nuestros hijos o en la búsqueda de empleo.[186]

La maternidad es un espacio político, y las madres son sujetos activos del cambio.

Buscando otorgarle ese valor a la maternidad y dotar la crianza de derechos y recursos surgía en España, en 2018, la asociación PETRA Maternidades Feministas. La motivación inicial era denunciar que el permiso de la madre estuviera congelado, desde 1989, en dieciséis semanas, a pesar de las sucesivas demandas de ampliación. Lo hacían en respuesta a la propuesta de implementación de los permisos iguales e intransferibles promovida por la Plataforma por Permisos Iguales e Intransferibles de Nacimiento, Acogida y Adopción (PPiiNAA). Dicha propuesta se aprobó finalmente en 2021 por la vía de urgencia, sin oposición política ni un debate social y mediático como el que ha tenido lugar en otros países europeos ante medidas similares.

Lo interesante de PETRA Maternidades Feministas es que ha puesto el foco en las necesidades de quienes ejercen mayoritariamente los cuidados y atraviesan los procesos fisiológicos y psicológicos específicos de la maternidad. De ahí que insistan en la necesidad de conceder permisos y proporcionar recursos que mejoren el bienestar de las madres y de los hijos, según reza el manifiesto de la asociación:

> Demandamos la ampliación de los permisos por nacimiento, su transferibilidad y universalización. Nuestra propuesta es de mínimo un año de permiso, la mayor parte transferible para permitir la adaptación a las diversas situaciones familiares. Estas semanas transferibles estarían asignadas a la madre de manera preferente para proteger sus procesos físicos, psicológicos y emocionales.

Lo que piden es una maternidad digna, al fin y al cabo.

La voz de las madres

Jessica tiene cuatro hijos: tres ya mayores, entre los diecisiete y los veinticuatro años, y una bebé de quince meses, que llegó de la relación con una nueva pareja. Cruzamos algunos correos electrónicos y me cuenta que cree que tuvo síntomas claros de depresión posparto tras el nacimiento de su última hija, pero no recibió diagnóstico, ni tratamiento. Los inicios ya fueron duros: el embarazo resultó especialmente difícil y el parto no fue mejor:

> Me hicieron una cesárea de urgencia en la que me trataron muy mal: casi me administran penicilina, a pesar de ser alérgica, y terminé en la UCI. No pude conocer ni sostener a mi hija hasta el día siguiente, y solo después de insistir mucho. Luego, me dieron el alta y me enviaron a casa, mientras mi hija permaneció hospitalizada cinco días más. Eso fue un verdadero trauma para mí.

Por parte de su compañero no recibió ningún tipo de apoyo:

> Incluso cuando llegué a casa con la cesárea recién hecha y el bebé en brazos, tuve que encargarme de todo yo sola, salvo algunas ocasiones en las que mi hijo mayor preparaba comidas o cenas. He echado en falta a alguien que me apoyara, que me dijera: «Siéntate, recupérate, yo me encargo». Extrañé especialmente a mi madre, pero ella tiene Alzheimer.

Jessica sí recibió ayuda de un grupo de lactancia (Amamanta) al que empezó a acudir en Valencia, y en el que encontró a otras madres en situaciones parecidas. «Empecé a aplicar lo que a ellas les había funcionado, y empecé a sentirme algo mejor», cuenta.

La violencia obstétrica y la falta de corresponsabilidad son una losa atada a los pies de las madres, pero también lo es no contar con el apoyo y la experiencia de otras madres. Como recuerda Adrienne Rich, hasta prácticamente el siglo XX, una mujer raramente estaba sola durante la crianza de sus hijos. Quienes las rodeaban eran otras mujeres, muchas de ellas también madres, que ofrecían consejo, apoyo emocional y ayuda práctica en el día a día. Esta red de acompañamiento, tejida a partir de la experiencia compartida, proporcionaba a muchas un salvavidas frente al aislamiento, el agotamiento y la incertidumbre. Raída la red por la creciente tendencia a la individualidad, parece que las madres tendemos a buscarnos, tratando de encontrar espacios seguros donde compartir dudas, miedos o aprendizajes con iguales.

Los grupos de ayuda mutua han demostrado ser un elemento fundamental en la prevención de la depresión posparto y también una parte importante del proceso de recuperación y de mejora de la salud mental materna. Lo demuestran los testimonios de las propias mujeres, pero también diversos estudios que así lo señalan.

En 2018, la revista *Midwifery* publicaba una investigación de varias matronas de un área urbana de Estados Unidos a través de la cual encontraron que el programa de apoyo entre pares no solo había sido bien aceptado por las participantes, sino que también representaba un posible mecanismo para mejorar los resultados en salud mental materna.[187]

Otro estudio llevado a cabo en India, y publicado en *The Lancet* en 2019, encontró que las mujeres sin formación en salud pueden ayudar a otras que sufren de depresión perinatal. Se tomó como referencia un grupo de casi trescientas mujeres embarazadas provenientes de diferentes zonas rurales con sintomatología de depresión. La mitad de ellas estuvo apoyada por otras madres y la otra mitad recibió la atención sanitaria habitual. Los investigadores vieron que, a los seis meses del parto, a las mujeres que recibieron la ayuda de otras madres les fue mejor que al otro grupo, por lo que sugieren que los grupos de madres pueden ser considerados un elemento fundamental para combatir la depresión materna.

Y algo importante: se trata de un recurso relativamente barato de implementar y que genera ahorro gracias a la reducción de los costes en atención sanitaria y tratamiento.[188]

A lo largo del tiempo se han ido construyendo muchos lugares de encuentro y escucha en los que se tejen redes de madres. Están los grupos de lactancia y de crianza, pero también los hay virtuales, y más específicos, como «Mamá importa», un foro pionero en nuestro país al que acuden desde 2016 muchas embarazadas y madres recientes con algún tipo de sufrimiento psicológico o trastorno mental que les dificulte o impida disfrutar plenamente de la maternidad. Esperanza Amado, enfermera de salud mental especializada en cuidados perinatales además de doula, coordina este foro desde su creación. «Es un lugar en el que las madres pueden expresarse libremente, sin ser juzgadas, compartir experiencias y sentimientos, y donde están acompañadas por otras madres», cuenta. En las conversaciones que van y vienen se puede observar claramente lo necesitadas que estamos muchas veces de ser escuchadas sin ser juzgadas. «Es tan difícil (y tan sencillo) como eso: poder expresarte libremente sin que nadie te juzgue o critique. Las mujeres, las madres, somos muy potentes cuando nos cuidamos entre nosotras». Los problemas más habituales que llegan al foro están relacionados con la sobrecarga, que se refleja en problemas de ansiedad, insomnio, TOC...

Otro foro de funcionamiento similar es «Superando un aborto». En esta comunidad virtual encuentran cobijo y abrazo aquellas mujeres que han vivido la interrupción traumática de un embarazo. Fue creado en 2005 por dos madres que habían atravesado este trance y, tras buscar información y apoyo, se dieron cuenta de que no había nada que estuviera a la altura de esta experiencia. «Es una poderosa medicina hablar de lo que nos ocupa el alma y conocer los caminos recorridos por los demás tan semejantes al nuestro. Siéntate y escucha y si sientes que tienes algo que contar, adelante», advierten en el registro que da acceso a este espacio. Aquí la ayuda está pensada, como en «Mamá importa», de forma horizontal: de madre a madre.

También existen recursos específicos para el duelo perinatal. En 2009, Jillian Cassidy y Juan Castro sentaban las bases de «Umamanita», una asociación sin ánimo de lucro de ámbito nacional que sirve de punto de encuentro e información para las mujeres que atraviesan este dolor. Lo que comenzó a raíz de la muerte intrauterina de su hija Uma en 2007 se ha convertido en un espacio de referencia también para la investigación y la divulgación científica en torno a la atención sanitaria y la prevención de la mortalidad. De hecho, esta asociación es impulsora de la primera y única encuesta nacional hasta el momento sobre la calidad de la atención en el sistema sanitario después de la muerte gestacional. Y esto es importante, porque el modo en que se comunica la muerte del bebé y el acompañamiento por parte de los profesionales tiene un impacto en la salud mental materna.

En la red El Hueco de mi Vientre acompañan desde 2013 de forma solidaria a las familias que viven el duelo por un bebé que no llega a nacer o muere a los pocos días. La psicóloga Pilar Gómez-Ulla y la matrona Manuela Contreras son dos de sus fundadoras. La razón para hacerlo, la misma que ha movido a otras: haberlo vivido en primera persona. Escuchar otros relatos de madres y la búsqueda de compañía en este tránsito son dos de los pilares que encuentran quienes llegan a este tipo de espacios.

En la web Psicosisposparto.org, por ejemplo, se recogen recursos para familias y profesionales, pero también historias de mujeres que han sobrevivido a la psicosis posparto, así como de sus familiares y de los profesionales que las atendieron. Y es que las voces de las madres que han pasado por experiencias tan silenciadas como los problemas y las patologías relacionadas con la salud mental materna o la muerte de un bebé tienen un valor enorme, no solo como testimonio para comprender mejor cuestiones invisibles como estas, sino también como colchón en el que caer cuando es a ti a quien le pasa y no tienes referencias alrededor. Los testimonios pueden ser incluso un puente para la prevención y la detección temprana.

9. Y AL FINAL, LO QUE NO SE CUENTA

Cada día busco el hilo de la razón, pero ese hilo no existe, o me he enredado con él.

ALDA MERINI,
Delirio amoroso

Juan José Millás contaba en una columna en *El País* que una vez estuvo en la India y tropezó con multitud de occidentales buscándose a sí mismos. «La gente se busca lejos de donde se extravía. […] Uno está donde están sus zapatos. Otra cosa es que sus zapatos le parezcan los de otros», escribía.[189] Con la maternidad ocurre algo parecido: tú estás ahí, están tu cuerpo y tu mente, otra cosa es que ese cuerpo y esa mente que son tuyos te parezcan los de otra. No es que no seamos o estemos, es que no nos reconocemos. Porque la maternidad llega, a veces, como una bola de nieve: cae desde algún punto indeterminado de la montaña, y arrastra todo lo que encuentra a su frenético paso colina abajo. Incluso a ti misma.

Esta desorientación se ve agravada por el mandato social de vivir la maternidad como un momento plenamente feliz y por el estigma de la salud mental, lo que silencia la culpa, el dolor o el agotamiento, y dificulta enormemente la detección y el tratamiento de trastornos como la depresión posparto, infradiagnosticada en hasta el 75% de los casos si tomamos los datos del informe de la Maternal Mental Health Alliance. Ese conflicto entre lo que se espera de una madre y lo que realmente vive en ocasiones se cuela en la literatura como un pasajero clandestino. En Harriet, la madre protagonista que dibuja Doris Lessing en *El quinto hijo,* se reflejan los conflictos y exigencias que se construyen alrededor de la maternidad: el juicio en torno a las decisiones tomadas, la forma en la que se ignoran las quejas y el sufrimiento que surgen en la crianza, las expectativas sociales de lo que es una madre adecuada. También el peso de la angustia de Harriet. ¿Cuánto puede mermar la salud mental todo esto?

No es solo el infradiagnóstico, es también la inoperancia. Mujeres que tardan meses en conseguir que las deriven a una unidad especializada, y mujeres que nunca fueron derivadas. Mujeres que no pueden permitirse una consulta privada, pero para las que el sistema público de salud no llega. Mujeres que no tienen ni tiempo ni espacio para permitirse estar mal. Mujeres que no son escuchadas, a las que nadie cree, ni cuando ya no pueden más. Mujeres que sufren ante la normalización de los demás. ¿Cómo no convertirse así en un saco mojado de huesos?

El coste de la depresión posparto

Laura tenía treinta años cuando nació su primer hijo, Mateo. El embarazo había transcurrido sin complicaciones y el parto fue muy parecido a lo que ella había imaginado. «Todo parecía ir bien, pero yo no acababa de hacerme. Lloraba mucho por cosas insignificantes y estaba completamente agotada, pero lo que más me impresionaba era lo desconectada que me sentía de mi bebé», explica. Ella y su entorno pensaron que todo esto era normal, que era «cosa de las hormonas», y que tan solo necesitaba un tiempo para adaptarse. Sin embargo, lo que vivía no era una etapa transitoria: era depresión posparto.

Pasaron seis meses, pero Laura, que había pedido una excedencia por cuidados, seguía sin sentirse mejor. Le costaba cuidar de Mateo y de sí misma, levantarse de la cama le parecía un triunfo y las discusiones con su pareja empezaron a reproducirse como un hongo en un bosque tenebroso. «En la revisión del primer año de Mateo, la pediatra detectó algunos signos que le hicieron sospechar de dificultades en el desarrollo y en la adquisición del lenguaje, y decidió derivarlo a estimulación temprana», cuenta. Aparte de implicar una serie de visitas periódicas a una especialista y distintas pruebas, esto acrecentó la preocupación y la angustia que ya arrastraba Laura. Empezó a acudir al centro de salud prácticamente cada semana por todo tipo de preocupaciones: insomnio, dolores en los sitios más insospechados, angustia... Hasta que un día una crisis de ansiedad la llevó a urgencias. Allí, por fin, le diagnosticaron una depresión posparto grave.

Durante el tiempo que Laura estuvo sin diagnóstico ni tratamiento, cargó con un sufrimiento eludible, que podría haber tenido consecuencias aún más graves, y se emplearon una serie de recursos y costes que podrían haberse evitado: consultas médicas, intervención temprana y apoyo psicopedagógico, visita a urgencias... A Laura le falló todo: el entorno, el sistema público de salud y los profesionales médicos que la atendieron.

Sabemos que la depresión posparto no tratada es un grave problema de salud pública que tiene un coste elevado para la salud de la madre y del bebé, pero quizás se habla mucho menos del coste económico que conlleva para el sistema sanitario y de servicios sociales. Por ejemplo, en Reino Unido, referente en el desarrollo de políticas públicas en salud mental materna, se ha estimado que el coste anual de los problemas de salud mental perinatal supera los nueve mil millones de euros.[190] La mayor parte no recae directamente sobre las madres, sino sobre el sistema sanitario, los servicios sociales, el sector laboral y, en última instancia, sobre toda la comunidad. Una evaluación independiente en este país reveló que más del 70% de estos costes están relacionados con el impacto en la salud del bebé a largo plazo, como dificultades en el desarrollo emocional, cognitivo y conductual, que requieren intervenciones a todos los niveles.

En España no existen investigaciones similares centradas en el periodo perinatal, tampoco hay un sistema de recogida de datos que nos sirva para entender el estado de la salud mental materna. Esto hace que desconozcamos el coste real que supone dentro del sistema sanitario y social. Sí contamos, sin embargo, con datos generales sobre la salud mental que pueden ayudarnos a visualizar la dimensión del problema. Un estudio realizado por el Instituto Hospital del Mar de Investigaciones Médicas, publicado en la revista *PLoS One,* encontró que los trastornos mentales representan un coste anual de cuarenta y seis mil millones de euros, lo que equivale a un 4% del PIB.[191] Lamentablemente no se ha hecho un desglose que permita identificar qué proporción de esa cifra corresponde al contexto perinatal.

Otras cifras pueden ubicarnos un poco más: según datos del Instituto Nacional de la Seguridad Social, en 2024 se registraron casi setecientas mil bajas laborales por problemas de salud mental, principalmente ansiedad y depresión. Y aquí, algo que llama la atención: las mujeres entre los treinta y seis y los cuarenta y cinco años representan casi el 60% de estas bajas; un grupo que coincide con una etapa de alta probabilidad de embarazo o crianza reciente.

Aunque se necesita más investigación en este ámbito, según afirma el Consejo General de Psicología de España, algunos estudios recientes ya señalan lo que podemos imaginar: la atención psicológica ofrecida durante el embarazo y el posparto a mujeres vulnerables reduce significativamente el coste económico para los sistemas de salud. Cabe hacer mención especial también a los grupos de apoyo entre pares como herramienta económica y eficaz para mejorar la salud mental maternal.

Y, sin embargo, la pescadilla que se muerde la cola: la falta de recursos impide actuar a tiempo, lo que acaba generando un gasto mucho mayor que el que habría supuesto una intervención temprana y adecuada. Es decir, invertir en la prevención, la detección precoz y el tratamiento adecuado de la depresión posparto no solo mejora el bienestar de las madres y los bebés, sino que representa también una medida inteligente —desde el punto de vista económico— que beneficia a la sociedad en su conjunto.

En el horizonte

En Europa ya contamos con modelos que funcionan en materia de salud mental perinatal. Reino Unido es pionero y uno de los mejores ejemplos. Allí, si bien desde los años cincuenta existían algunas unidades madre-bebé y durante las décadas de los ochenta y los noventa comenzaron a desarrollarse ciertos servicios vinculados a la salud mental perinatal, hasta el inicio del siglo XXI el país no empezó a implementar un plan estructurado y coordinado en este ámbito. Desde 2011, la Maternal Mental Health Alliance (MMHA) ha logrado transformar profundamente la atención perinatal y hoy sirve de inspiración a otros países como Canadá, Francia, Gambia, Indonesia, Malaui, Noruega, Sudáfrica o Turquía.

La desatención de la salud mental perinatal en cuanto a investigación y presupuesto es un problema global. ¿Hay esperanza de cambio en España? La inclusión de lo perinatal en el Plan de Acción en Salud Mental 2025-2027 y el interés de algunos profesionales en cambiar, desde su modesto lugar, la atención a madres y bebés han sido pasos importantes que se han dado en esta última década. ¿Cuánto podría cambiar el escenario con una mayor partida presupuestaria, una correcta recogida de datos y una pizca de voluntad política real? La elevada incidencia de trastornos de salud mental en el periodo perinatal evidencia que es urgente otorgar a la salud mental de esta etapa una posición central en la atención sanitaria pública, desde un enfoque integral centrado en los determinantes sociales y en la intervención temprana para lograr un cambio real.[192] Se trata de reducir la prevalencia mejorando los contextos y de prevenir sufrimientos evitables. Y que, cuando estos se den, porque se darán, haya todo un sistema preparado para sostener y atender a la díada y a su entorno familiar.

Ignorar la salud mental materna tiene un coste enorme. Priorizarla, en cambio, es una inversión económica y social con beneficios a largo plazo.

EPÍLOGO

Es aún temprano cuando Rafaela se pone en pie. Apenas hay luz en el dormitorio, así que camina a tientas sorteando las traicioneras esquinas del mobiliario. Se siente náufraga. Ha pasado la noche agitada, se ha despertado a cada tanto con sudores fríos. Le pasa algunas veces, cuando su mente regresa a la época sombría y se empecina en los detalles. Los gritos, la bebé impregnada aún de los fluidos maternos, las garras de una mujer tan grande como una casa. El aullido atascado en el vientre. Y luego, lo que nunca cuenta: su hija alejándose, la oscuridad que lo inunda todo como un tsunami.

Al salir, cierra la puerta con cuidado. Se sacude como un animalillo mojado y emprende el rumbo hacia la cocina en un perfecto silencio. Suspira. No es un suspiro normal, es algo más parecido a un gruñido cavernoso. ¿Por qué hoy?, piensa. Han pasado cinco años desde aquel día, aunque Rafaela tiene la sensación de que han sido una treintena. Sobre todo si piensa en el principio, cuando todo tenía un peso metálico y sordo. Fue la doncella quien sostuvo el fino hilo, el que aún la ataba a un mundo ya repleto de nada. Lavó, peinó y habló a Rafaela. Le dio de comer. El tiempo se volvió viscoso.

Mamá, ¿por qué estás despierta tan pronto?, pregunta María, que antes fue Alicia.

Me desvelé.

Afuera, el amanecer intacto, los restos de la huida.

AGRADECIMIENTOS

En 1988, al recibir el Premio Príncipe de Asturias de las Letras, Carmen Martín Gaite recordó que el de la escritura es un aprendizaje que nunca se cierra, un oficio que se pone en cuestión a sí mismo cada vez que nos enfrentamos a un folio en blanco. También dijo que escribir es una aventura solitaria, repleta de titubeos, incertidumbres y sorpresas. Este libro nació precisamente en el corazón de ese territorio embarrado de dudas, que no queda más remedio que atravesar como buenamente se puede, para intentar encontrar una salida más o menos satisfactoria. A veces, la autoexigencia de quien escribe se convierte en una arena movediza de la que cuesta salir, por eso es de agradecer la mano tendida dispuesta a sacarte de ahí (y evitar que puedas acabar como el caballo de Atreyu).

Porque en la escritura nunca se está del todo sola: también forman parte del camino quienes acompañan a quien va hilando las palabras. Por eso quiero agradecer a Giuseppe Grosso su propuesta y su compañía. Su llamada llegó en el mejor peor momento: aquel que hace tambalear el entusiasmo.

Salir del barro hubiera sido imposible sin lo aprendido estos años en el Instituto Europeo de Salud Mental Perinatal, que además de conocimiento trajo a mi vida personas a las que admirar: Pilar Gómez-Ulla, Ana González Uriarte, Liset Álvarez, Esther Ramírez, Javier de Domingo, Iliana París, Mónica Díaz de Neira, Marta Sánchez, Alfonso Gil-Sánchez, Carmela Baeza, Patricia Fernández, Blanca Herrera, Paco Herrero, Elia Oliva, Susana Carmona, Magdalena Martínez, David Seguí, Ascensión Gómez, Azul Forti, Noelia Extremera. Gracias a todas las docentes y alumnas del IESMP que sembraron tantas preguntas, y que luchan cada día para lograr un mejor cuidado de las madres y de los bebés. Cuánto he aprendido aquí.

Debo agradecer a Paloma Serrano y a Irene de la Cruz su perseverancia por alumbrar las tinieblas tan amorosamente. Y a mi amigo querido Máximo Peña por su cariño. A Mar García Puig por tan valiosa aportación poniendo palabras a lo que nos pasa y por las toneladas de inspiración. Por supuesto, inestimable la labor de Lluïsa García Esteve y su saber, que tanta luz ha arrojado en estas páginas.

Sin Ibone Olza este libro es probable que no hubiera existido. Al menos no *este*. Siento un profundo agradecimiento por su incansable activismo, su honestidad y su lucidez, pero, sobre todo, valoro su generosidad gigante y su valentía para no callar ante lo injusto.

Gracias a Pilar Cámara y a Adrián Cordellat por las lecturas y el sostén.

Y, por supuesto, gracias a todas las mujeres que han aportado a este libro sus testimonios, relatos imprescindibles para comprender qué ocurre con la salud mental de las madres.

Gracias.

BIBLIOGRAFÍA

Artículos académicos

Bifulco, M., De Falco, D. D., Aquino, R. P., Pisanti, S., «Trotula de Ruggiero: The Magistra mulier sapiens and her medical dermatology treatises», *Journal of Cosmetic Dermatology,* 18.6 (diciembre de 2019), pp. 1613-1616.

Bosch i Fiol, E., Manassero Mas, M. A., Ferrer, V. A., «La misoginia medieval y su repercusión en el concepto de enfermedad mental en la mujer», *Revista de Historia de la Psicología,* 13.2-3 (1992), pp. 329-334.

Brown, A., Davies, R., «Fathers' experiences of supporting breastfeeding: challenges for breastfeeding promotion and education», *Maternal & Child Nutrition,* 10.4 (octubre de 2014), pp. 510-526.

Caparrós González, R., Rodríguez Muñoz, M., «Depresión posparto paterna: visibilidad e influencia en la salud infantil», *Clínica y Salud,* 31.3 (2020), pp. 161-163.

Casanova Dias, M., Sönmez Güngör, E., Naughton, S., Ryland, H., Gargot, T., Pinto da Costa, M., Kanellopoulos, A., Baessler, F., De Picker, L., «Psychiatric training in perinatal mental health across Europe», *Archives of Women's Mental Health,* 25.2 (2022), pp. 501-506.

CHEE, R. M., CAPPER, T. S., MUURLINK, O. T., «The impact of social media influencers on pregnancy, birth, and early parenting experiences: A systematic review», *Midwifery,* 120 (2023), 103623.

CHOI, K. W., HOUTS, R., ARSENEAULT, L., PARIANTE, C., SIKKEMA, K. J., MOFFITT, T. E., «Maternal depression in the intergenerational transmission of childhood maltreatment and its sequelae: Testing postpartum effects in a longitudinal birth cohort», *Development and Psychopathology,* 31.1. (2019), pp. 143-156.

DE BACKER, K., PALI, A., CHALLACOMBE, F. L. *et al.,* «Women's experiences of attempted suicide in the perinatal period (ASPEN-study)—a qualitative study», *BMC Psychiatry,* 24.1 (2024), art. 255.

DELIGIANNIDIS, K. M., BULLOCK, A., NANDY, I., DUNBAR, J., LASSER, R., WITTE, M., LECLAIR, B., WALD, J., «Zuranolone Concentrations in the Breast Milk of Healthy, Lactating Individuals: Results From a Phase 1 Open-Label Study», *Journal of Clinical Psychopharmacology,* 44.4 (julio-agosto de 2024), pp. 337-344.

DELIGIANNIDIS, K. M., MELTZER-BRODY, S., MAXIMOS, B., PEEPER, E. Q., FREEMAN, M., LASSER, R., BULLOCK, A., KOTECHA, M., LI, S., FORRESTAL, F., RANA, N., GARCIA, M., LECLAIR, B., DOHERTY, J., «Zuranolone for the Treatment of Postpartum Depression», *American Journal of Psychiatry,* 180.9 (septiembre de 2023), pp. 668-675. Corregido en *American Journal of Psychiatry,* 182.3 (marzo de 2025), p. 311.

FAISAL-CURY, A., MENEZES, P. R., «Type of delivery is not associated with maternal depression», *Archives of Women's Mental Health,* 22.5 (octubre de 2019), pp. 631-635.

FREEMAN, P. R., BOGARAD, C., SHOLOMSKAS, D., «Margery Kempe, a new theory: The inadequacy of hysteria and postpartum psychosis as diagnostic categories», *History of Psychiatry,* 1.2 (1990), pp. 169-190.

FUHR, D. C., WEOBONG, B., LAZARUS, A., VANOBBERGHEN, F., WEISS, H. A. *et al.,* «Delivering the Thinking Healthy Programme for perinatal depression through volunteer peers: a cluster randomised controlled trial in India», *The Lancet Psychiatry,* 6.2 (2019), pp. 115-127.

Gallego Gómez, C., Rodríguez Gutiérrez, E., Torres Costoso, A., Martínez Vizcaíno, V., Martínez Bustelo, S., Quezada Bascuñán, C. A., Ferri Morales, A., «Urinary incontinence increases risk of postpartum depression: systematic review and meta-analysis», *American Journal of Obstetrics and Gynecology,* 231.3 (septiembre de 2024), pp. 296-307.

Hahn-Holbrook, J., Cornwell-Hinrichs, T., Anaya, I., «Economic and Health Predictors of National Postpartum Depression Prevalence: A Systematic Review, Meta-analysis, and Meta-Regression of 291 Studies from 56 Countries», *Frontiers in Psychiatry,* 8 (febrero de 2018), art. 248.

Haris, M., Mukhtar, S., Mohiuddin, M., Amir, S., Laique, F., Azam, M. M., Giri, B., «fda-Approved Zuranolone: First Oral Treatment for Postpartum Depression, Ushering in a New Era of Hope; A Narrative Review», *Health Science Reports,* 8.3 (2025), e70513.

Hoekzema, E., Barba-Müller, E., Pozzobon, C. *et al.,* «Pregnancy leads to long-lasting changes in human brain structure», *Nature Neuroscience,* 20 (2017), pp. 287-296.

Hymas, R., Girard, L. C., «Predicting postpartum depression among adolescent mothers: A systematic review of risk», *Journal of Affective Disorders,* 246 (marzo de 2019), pp. 873-885.

Jubany-Roig, P., Massó Guijarro, E., «Lactancia materna entre rejas: experiencias de las madres encarceladas en el sistema penitenciario español», *Salud Colectiva,* 20 (2024), e4665.

Kiyak, S., Bati, S., «Relationship between Postpartum Depression, Parental Perfectionism, and Social Media Use in First-Time Mothers: A Descriptive Study», *Acibadem Universitesi Saglik Bilimleri Dergisi,* 15.4 (2024), pp. 430-438.

Kouros, C. D., Papp, L. M., Goeke-Morey, M. C., Cummings, E. M., «Spillover Between Marital Quality and Parent-Child Relationship Quality: Parental Depressive Symptoms as Moderators», *Journal of Family Psychology, jfp. Journal of the Division of Family Psychology of the American Psychological Association (Division 43),* 28.3 (2014), pp. 315-325.

Marcos Nájera, R., Rodríguez Muñoz, M. F., Soto Balbuena, C., Olivares Crespo, M. E., Izquierdo Méndez, N., Le, H. N., Escudero Gomis, A., «The Prevalence and Risk Factors for Antenatal Depression Among Pregnant Immigrant and Native Women in Spain», *Journal of Transcultural Nursing,* 31.6 (noviembre de 2020), pp. 564-575.

Martín Sánchez, M. B., Martínez Borba, V., Catalá, P. et al., «Development and psychometric properties of the maternal ambivalence scale in spanish women», *BMC Pregnancy Childbirth,* 22 (2022), art. 625.

Martínez Borba, V., Suso Ribera, C., Osma, J., Andreu Pejó, L., «Predicting postpartum depressive symptoms from pregnancy biopsychosocial factors: a longitudinal investigation using structural equation modeling», *International Journal of Environment Research and Public Health,* 17.22 (noviembre de 2020), art. 8445.

Martínez Galiano, J. M., Martínez Vázquez, S., Rodríguez Almagro, J., Hernández Martínez, A., «The magnitude of the problem of obstetric violence and its associated factors: A cross-sectional study», *Women and Birth. Journal of the Australian College of Midwives,* 34.5 (septiembre de 2021), e526-e536.

Melián, E. M., «De la bilis negra a la escolástica: la Celestina como arquetipo de la melancolía maléfica en el Siglo de Oro», *Asclepio: Revista de Historia de la Medicina y de la Ciencia,* 70.1 (enero-junio de 2018).

Misri, S., Kostaras, X., Fox, D., Kostaras, D., «The impact of partner support in the treatment of postpartum depression», *The Canadian Journal of Psychiatry,* 45.6 (agosto de 2020), pp. 554-558.

Morata Marco, E. M., «La imagen de la maternidad en la España de finales del siglo xix y principios del xx», *Arenal: Revista de historia de las mujeres,* 10.2 (2003), pp. 163-190.

Olhaberry, M., Escobar, M., San Cristóbal, P., Santelices, M., Farkas, C., Rojas, G., Martínez, V., «Intervenciones psicológicas perinatales en depresión materna y vínculo madre-bebé: una revisión sistemática», *Terapia psicológica,* 31.2 (2013), pp. 249-261.

Olza Fernández, I., García Esteve, Ll., Lasheras, G., Farré, J. M., «La Sección Española de la Sociedad Marcé: impulsando la Salud Mental Perinatal», *Cuadernos de medicina psicosomática y psiquiatría de enlace,* 100 (2011), pp. 50-54.

Olza Fernández, I., Palanca Maresca, I., «La experiencia del programa del Hospital Universitario Puerta de Hierro Majadahonda», *Cuadernos de Medicina Psicosomática y Psiquiatría de Enlace,* 101 (2012), pp. 55-64.

Olza Fernández, I., Serrano Drozdowskyj, E., Muñoz Labián, C., «Lactancia para psiquiatras: Recomendaciones sobre el empleo de psicofármacos en madres lactantes», *Archivos de Psiquiatría,* 74.1 (2011) (en línea: https://www.aeped.es/sites/default/files/4-lactancia_para_psiquiatras.pdf).

Parés Badell, O., Barbaglia G., Jerinic, P., Gustavsson, A., Salvador Carulla, L. *et al.,* «Cost of Disorders of the Brain in Spain», *PLoS One,* 9.8 (agosto de 2014), e105471.

Pecharromán de la Cruz, C., «Pioneras del periodismo: la voz pública y la voz publicada de las mujeres», *In_Mujeres: Monografías feministas,* 3 (diciembre de 2024), pp. 10-17.

Plant, D. T., Barker, E. D., Waters, C. S, Pawlby, S., Pariante, C. M., «Intergenerational transmission of maltreatment and psychopathology: the role of antenatal depression», *Psychological Medicine,* 43.3 (2013), pp. 519-528.

Prevatt, B. S., Lowder, E. M., Desmarais, S. L., «Peer-support intervention for postpartum depression: Participant satisfaction and program effectiveness», *Midwifery,* 64 (septiembre de 2018), pp. 38-47.

Puertos, I., «La doble cara del discurso doméstico en la España liberal: El "ángel del hogar" de Pilar Sinués», *Pasado y memoria: Revista de historia contemporánea,* 8 (2009), pp. 181-198.

Rodríguez Muñoz, M. F., Motrico, E., Míguez, M. C., Chaves, C., Suso Ribera, C., Duque, A., García Salinas, M., Caparrós González, R. A., Martín Agudiez, N., Kovacheva, K., García López, H., Vázquez Batán, P., Peñacoba, C., Osma, J., «Perinatal depression in the Spanish context: Consensus report from the general council of psychology of Spain», *Clínica y Salud,* 34.2 (2023), pp. 51-63.

Servin-Barthet, C., Martínez García, M., Paternina Die, M., Marcos Vidal, L., Martín de Blas, D., Soler, A., Khymenets, O., Bergé, D., Casals, G., Prats, P., Pozo, O. J., Pretus, C., Carmona, S., Vilarroya, O., «Pregnancy entails a U-shaped trajectory in human brain structure linked to hormones and maternal attachment», *Nature Communications,* 16 (2025), art. 735.

Simón Lorda, D., Triveño, J., Puey, C., Rodríguez Noguera, M., Mazaira, E., Aspe, M., «De las locuras puerperales a la salud mental perinatal: Historias gallegas de los siglos xix-xxi», *siso saúde: Boletín de la Asociación Galega de Saúde Mental,* 64-65 (2019), pp. 107-121.

Tasca, C., Rapetti, M., Carta, M., Fadda, B., «Women And Hysteria In The History Of Mental Health», *Clinical practice and epidemiology in mental health,* 8 (2012), pp. 110-119.

Terrén, C., García Esteve, Ll., Navarro, P., Aguado, J., Ojuel, J., Tarragona, M., «Prevalencia de la depresión posparto en las madres españolas: comparación de la estimación mediante la entrevista clínica estructurada y la escala de depresión posparto de Edimburgo», *Medicina Clínica,* 120 (2003), pp. 326-329.

Usunáriz, J. M., «De la melancolía a la locura: embarazo, parto y posparto (España y el mundo hispánico, siglos xvi-xvii)», *Asclepio: Revista de Historia de la Medicina y de la Ciencia,* 74.1 (enero-junio de 2022), p. 589.

Vázquez, M. B., Míguez, M. C., «Validation of the Edinburgh postnatal depression scale as a screening tool for depression in Spanish pregnant women», *Journal of affective disorders,* 246 (marzo de 2019), pp. 515-521.

Vega Sanz, M., Berastegui, A., Sánchez López, A., «Longitudinal Influences on Maternal-Infant Bonding at 18 Months Postpartum: The Predictive Role of Perinatal and Postpartum Depression and Childbirth Trauma», *Journal of Clinical Medicine,* 14.10 (2025) art. 3424.

Velasco Juez, C., Luna, J. D., Martín, A., Caño Aguilar, Á., Martín de las Heras, S., «Intimate partner violence against Spanish pregnant women: application of two screening instruments to assess prevalence and associated factors», *Acta Obstetricia et Gynecolica Scandinavica,* 93.19 (octubre de 2014), pp. 1050-1058.

Villarmea, S., Olza, I., Recio, A., «El Parto es Nuestro: El impacto de una asociación de usuarias en la reforma del sistema obstétrico de España», *Dilemata,* 18 (2015), pp. 157-183.

Wallace, M. E., Crear-Perry, J., Mehta, P. K., Vilda, D., Theall, K. P., «Homicide during pregnancy and the postpartum period in the United States, 2018-2019», *Obstetrics & Gynecology,* 138.5 (2021), pp. 762-769.

Wang, Z., Liu, J., Shuai, H. *et al.,* «Mapping global prevalence of depression among postpartum women», *Translational Psychiatry,* 11 (2021), art. 543.

Yang, K., Wu, J., Chen, X., «Risk factors of perinatal depression in women: a systematic review and meta-analysis», *BMC Psychiatry,* 22.1 (enero de 2022), art. 63.

Otras publicaciones

Adler, L., *Marguerite Duras,* Th. Kauf (tr.), Anagrama, Barcelona, 2023.

Agirre, K., *Las madres no,* K. Agirre (tr.), Tránsito, Madrid, 2019.

Agúndez, M., *Casas limpias,* Temas de Hoy, Barcelona, 2025.

Alkorta, N., *Mi parto robado,* Arpa, Barcelona, 2023.

Bargate, V., *No, mamá, no,* M. Bofill (tr.), Alba Editorial, Barcelona, 2017.

Barranco, E., *De parteras a profesoras de partos,* Editorial Universidad de Granada, Granada, 2025.

Barrera, A., *Notas desde el interior de la ballena,* Lumen, Barcelona, 2025.

Barrera, J., *Linea nigra. Ensayo de novela sobre embarazos y terremotos,* Pepitas de calabaza, Logroño, 2020.

Bauer, A., Parsonage, M., Knapp, M., Iemmi, V., Adelaja, B., *The costs of perinatal mental health problems,* Center for Mental Health and London School of Economic, 2014 (en línea: https://www.centreformentalhealth.org.uk/wp-content/uploads/2018/09/costsofperinatal.pdf).

Boston Women's Health Book Collective, *Our Bodies, Ourselves* [1970], Atria Books/Simon & Schuster, Nueva York, 2011.

Cámara, P., *Un nido en las clavículas,* Inventa Editores, Guadalajara, 2018.

Casas Broda, A., *Kinderwunsch. Niños y deseo,* La Fábrica, Madrid, 2013.

Centro de Estudios Políticos y Constitucionales, *Clara Campoamor: su vida, su época. Conmemoración del cincuentenario de su muerte (1972-2022),* Ministerio de la Presidencia, Relaciones con las Cortes y Memoria Democrática, Madrid, 2022 (en línea: https://www.cepc.gob.es/sites/default/files/2023-10/a-955-2022-0138claracampoamor-cincuentenarioaccfinal.pdf).

Contreras, M., Gómez-Ulla, P., *Duelo perinatal. Psicología, atención y cuidados,* Síntesis, Madrid, 2022.

Crespo, C., *Maternalias. De la historia de la maternidad,* ob stare, Santa Cruz de Tenerife, 2013.

Crespo, C., Visa Barbosa, M., *Madres en red. Del lavadero a la blogosfera,* Clave intelectual, Madrid, 2014.

Dávila, B., *Los seres queridos,* Destino, Barcelona, 2022.

Dhée, A., *La mujer borrador,* I. Aragón (tr.), Hoja de Lata, Gijón, 2020.

Duras, M., *La vida material,* M. Gras Balaguer (tr.), Alianza Editorial, Madrid, 2020.

Ernaux, A., *La mujer helada,* L. Vázquez Jiménez (tr.), Cabaret Voltaire, Madrid, 2015.

Esquirol, D., *Des maladies mentales considérées sous les rapports médical, hygiénique et médico-légal,* J. B. Baillière, París, 1838. En castellano, *Tratado completo de las enagenaciones mentales: consideradas bajo su aspecto médico, higiénico y médico-legal,* R. de Monasterio y Correa (tr.), Imprenta del Colegio de Sordo-Mudos, Madrid, 1847; segunda edición revisada, 1856.

Federici, S., *Calibán y la bruja. Mujeres, cuerpo y acumulación primitiva,* V. Hendel, L. S. Touza (trs.), Traficantes de sueños, Madrid, 2004.

Fernández Lorenzo, P., Olza Fernández, I., *Psicología del embarazo,* Síntesis, Madrid, 2020.

Fernández del Castillo, I., *La revolución del nacimiento. En busca de un parto más humano y menos traumático,* Edaf, Madrid, 1995.

Fuente, M. J., *La luz de mis ojos. Ser madre en la Edad Media,* Taurus, Barcelona, 2023.

Gago, B., *La cascada,* C. G. de la Cueva (pr.), Carmot Press, Getafe, 2021.

Galchen, R., *Pequeñas labores,* I. Pellisa (tr.), Tránsito, Madrid, 2023.

García Carbonell, M., Palau Galdón, M., *Indignas hijas de su Patria. Crónicas del Patronato de Protección a la Mujer en el País Valencià,* E. López Barceló (pr.), Institució Alfons el Magnànim, Valencia, 2023.

García Puig, M., *La historia de los vertebrados,* Random House, Barcelona, 2023.

Gaskin, I. M., *Guía del nacimiento,* M. L. Rodríguez (tr.), Capitán Swing, Madrid, 2016.

González, M., *Creatura,* Cántico, Córdoba, 2023.

Guillén Lorente, C., «El Patronato de Protección a la Mujer: Centros de encierro y control moral para las mujeres caídas», en P. Oliver Olmo, M. C. Cubero Izquierdo (coords.), *De los controles disciplinarios a los controles securitarios,* actas del ii Congreso Internacional sobre la Historia de la Prisión y las Instituciones Punitivas (Albacete, 4-6 de septiembre de 2019), Ediciones de la Universidad de Castilla-La Mancha, Cuenca, 2020, pp. 513-526.

Heredero, C., *Habitaste este útero,* S. Nanclares (pr.), Cicely Editorial, Getafe, 2023.

Hesse, M., *El miedo,* Lumen, Barcelona, 2024.

Holmes Coleman, E., *Un manto de nieve,* L. Barahona (tr.), Siruela, Madrid, 2024.

Huertas Zarco, M., *Nueve nombres,* Temporal, Barcelona, 2021.

Jiménez Espinosa, M. (coord.), *Mamamorfosis. Las 200 caras de la luna,* edición digital, 2015 (en línea en: https://www.demicasaalmundo.com/wp-content/uploads/2020/01/Mamamorfosis-Ebook.pdf y en la plataforma Bubok: https://www.bubok.es/libros/242291/mamamorfosis-las-200-caras-de-la-luna).

Kempe, M., *Libro de Margery Kempe. La mujer que se reinventó a sí misma,* S. Moreta Velayos (ed.), Publicacions de la Universitat de València (Història, 133), Valencia, 2012. En inglés, *The Book of Margery Kempe,* L. Staley (ed.), teams (Teaching Association for Medieval Studies), Kalamazoo (mi), 1996 (cfr., en línea: https://metseditions.org/texts/58l328bTRgPs8KKhmamLFeAQaG690E).

Labari, N., *La mejor madre del mundo,* Literatura Random House, Barcelona, 2019.

Lazarre, J., *Una escritora en el tiempo,* B. Gago (tr.), Las afueras, Barcelona, 2022.

Lessing, D., *El quinto hijo* [1989], Debolsillo, Barcelona, 2011.

Liga de la Leche Internacional, *El arte femenino de amamantar,* G. Fors (tr.), Medici, Barcelona, 2011.

Malzieu, M., *La mecánica del corazón,* V. Tuset (tr.), Debolsillo, Barcelona, 2013.

Maraini, D., *Cuerpo feliz. Mujeres, revoluciones y un hijo perdido,* R. Olcoz (tr.), Altamarea, Madrid, 2019.

Marcé, L. V., *Traité de la folie des femmes enceintes, des nouvelles accouchées et des nourrices,* J. B. Baillière, París, 1858.

McNish, H., *Nadie me dijo. Criar y crear,* S. López Rodríguez, Á. Néstore, I. Nicolaidou (trs.), La Señora Dalloway, Málaga, 2018.

Müller, A. E., Parra Casado, M., *Arquitectura de maternidades. Entornos adecuados para partos seguros,* I. Olza Fernández (pr.), Síntesis, Madrid, 2025.

Negroni, M., *En el corazón del daño,* Random House, Barcelona, 2023.

O'Farrell, M., *La distancia que nos separa,* C. Cardeñoso (tr.), Libros del Asteroide, Barcelona, 2024.

O'Farrell, M., *Sigo aquí. Diecisiete roces con la muerte,* C. Cardeñoso (tr.), Libros del Asteroide, Barcelona, 2019.

Oliver, D., *Maternidades precarias,* S. Nanclares (pr.), Arpa, Madrid, 2022.

Ouassak, F., *El poder de las madres. Por un nuevo sujeto revolucionario,* A. Romeral Moreno (tr.), Capitán Swing, Madrid, 2025.

Peña Villafranca, M., *Paternidad aquí y ahora. 9 lecciones para ser mejor padre que tu padre,* Arpa Práctica, Barcelona, 2023.

Perkins Gillman, Ch., *El papel pintado amarillo,* edición bilingüe, M. J. Chuliá (tr.), M. Á. Naval (pr.), Contraseña, Zaragoza, 2012.

Puebla, P., *El cuerpo es quien recuerda,* Tusquets, Buenos Aires, 2022.

Ramírez Matos, E., *La otra cara,* Ediciones Con m de mujer, 2023.

Ramírez Matos, E., *Psicología del posparto,* I. Olza (pr.), Síntesis, Madrid, 2022.

Rodrigáñez Bustos, C., Cachafeiro Viñambres, A., *La represión del deseo materno y la génesis del estado de la sumisión inconsciente* [1995], cauac, Murcia, 2021.

Rich, A., *Nacemos de mujer. La maternidad como experiencia e institución,* A. Becciu (tr.), Traficantes de sueños, Madrid, 2019.

Riera, C., *Tiempo de espera* [1998], C. García de la Cueva (pr.), Trampa Ediciones, Barcelona, 2023.

Ruhl, S., *Smile. The Story of a Face,* Simon & Schuster, Nueva York, 2021.

Sánchez Castro, H., *Despertar. Volver al infierno 30 años después,* uno Editorial, Albacete, 2025.

Sánchez Romero, M., *Prehistorias de mujeres. Descubre lo que no te han contado sobre nosotras,* Destino (Imago Mundi), Madrid, 2024.

Sanford, W., *These Walls Between Us: A Memoir of Friendship Across Race and Class,* She Writes Press, Berkeley, 2021.

Scarfia, L. D., «La tematización de la melancolía en el pensamiento médico-filosófico de Occidente», en id., *De la existencia fantasmal. Una reconceptualización de la melancolía como modo de ser en el mundo a partir del pensamiento de Emil Cioran,* TeseoPress-Universidad de

Buenos Aires, Buenos Aires, 2020 (en línea: https://www.teseopress.com/delaexistenciafantasmal/chapter/capitulo-1-la-tematizacion-de-la-melancolia-en-el/).

Setterwall, C., *Solo nos queda esperar lo mejor,* C. Conde (tr.), Seix Barral, Barcelona, 2022.

Shields, B., *Down Came the Rain: My Journey Through Postpartum Depression,* Hyperion Books, Nueva York, 2006.

Simion, F., *Postpartum,* zyx Books, Bucarest, 2024.

Sinués de Marco, M. P., *El ángel del hogar* [1857], Imprenta y Estereotipia Española de los Señores Nieto y Compañía, Madrid, 1859.

Stern, D. N., Bruschweiler-Stern, N., Freeland, A., *El nacimiento de una madre. Cómo la experiencia de la maternidad te hará cambiar para siempre,* A. Tejero Pociello (tr.), Paidós, Barcelona, 1999.

Sucari, L., *Fugaz* [2019], Tusquets, Barcelona, 2022.

Ullmann, L., *Chica, 1983,* A. Flecha Marco (tr.), Gatopardo Ediciones, Barcelona, 2023.

Valín García, A., *La muerte de Alicia (o el ocaso),* Talón de Aquiles, Alboraya, 2023.

Vázquez, P., *La librería y la diosa,* Lumen, Barcelona, 2023.

Velasco Juez, C., Caño Aguilar, Á., Martín de las Heras, S., *Guía de actuación ante la violencia de género durante el embarazo,* medicusmundi Sur, Granada, 2020 (en línea: https://www.medicusmundi.es/storage/resources/publications/5ef3d06c18fee_guia-actuacion-violencia-embarazo.pdf).

Verde, C., *Una mínima infelicidad,* R. López Muñoz (tr.), Tránsito, Madrid, 2024.

Villar, S., *Madre hay más que una,* Planeta, Barcelona, 2017.

Winkler, K., *Cárdeno adorno,* R. Gross (tr.), Periférica, Cáceres, 2018.

Notas

1. La locura del posparto

1 I. Puertos, «La doble cara del discurso doméstico...» [2009].

2 Este papiro médico de *circa* 1900 a. C. aborda temas relacionados con la salud de las mujeres en el embarazo y el parto.

3 J. M. Usunáriz, «De la melancolía a la locura...» [2022].

4 M. Bifulco *et al.*, «Trotula de Ruggiero...» [2019].

5 «Trótula de Salerno: La primera doctora en la primera Escuela de Medicina», *Galenus. Revista para los médicos de Puerto Rico,* 25 de septiembre de 2009 (en línea: https://www.galenusrevista.com/Trotula-de-Salerno/).

6 P. R. Freeman *et al.*, «Margery Kempe, a new theory...» [1990].

7 M. Kempe, *Libro de Margery Kempe...* [2012].

8 E. Bosch i Fiol *et al.*, «La misoginia medieval...» [1992:].

9 cordis, *Boundaries of Science: Medieval Condemnations of Philosophy as Heresy,* 2018 (en línea: https://cordis.europa.eu/project/id/701523/es).

10 E. M. Melián, «De la bilis negra a la escolástica...» [2018].

11 L. D. Scarfia, «La tematización de la melancolía...» [2020].

12 Óleo sobre tabla, 69,2 x 93,2 cm. Está datado entre 1562 y 1567. Se encuentra en el Museo del Prado de Madrid, aunque no está expuesto actualmente (cfr., en línea: https://www.museodelprado.es/coleccion/obra-de-arte/el-nacimiento-de-la-virgen/843a02b6-5b27-48b8-8d76-f97c1d5cf99f).

13 A. Ernaux, *La mujer helada* [2015].

14 A. Rich, *Nacemos de mujer...* [2019].

15 Cfr. S. Federici, *Calibán y la bruja* [2004].

16 D. Oliver, «Violencia obstétrica y matronas insuficientes: el escenario del parto en España», *El País,* 6 de marzo de 2023 (en línea: https://elpais.com/mamas-papas/actualidad/2023-03-06/violencia-obstetrica-y-matronas-insuficientes-el-escenario-del-parto-en-espana.html).

[17] A. Rich [2019].

[18] *Ibidem.*

[19] I. Olza Fernández *et al.*, «La Sección Española de la Sociedad Marcé...» [2011].

[20] J.-É. D. Esquirol, *Tratado completo de las enagenaciones mentales...* [1874:1, 93]

[21] Una infancia difícil obligó a Charlotte Perkins (nacida en Hartford, Connecticut, en 1860) a pasar muchas temporadas con sus tías paternas —la sufragista Isabella Beecher Hooker y la abolicionista Harriet Beecher Stowe, autora de *La cabaña del tío Tom*—, que le insuflaron el amor por la literatura y las ideas feministas que marcarían su trabajo.

[22] *El Criterio Médico,* 25 de agosto de 1872, p. 19 (en línea: https://hemerotecadigital.bne.es/hd/es/viewer?id=fd741d1f-43bf-456d-b010-3ac5daece024&page=21).

[23] *El Criterio Médico,* 15 de junio de 1882, p. 21 (en línea: https://hemerotecadigital.bne.es/hd/es/viewer?id=0afec095-7e49-4ed4-819d-4b3bbd82ad31&page=21).

[24] *El Día,* 19 de septiembre de 1883, p. 2 (en línea: https://hemerotecadigital.bne.es/hd/es/viewer?id=b36016c4-8e93-4bd3-81ec-deece594ce4f&page=2).

[25] *El Estandarte,* 5 de abril de 1884, p. 1 (en línea: https://hemerotecadigital.bne.es/hd/es/viewer?id=9dec2e44-abb8-4832-b470-af965e914201&page=1&search=locura+puerperal).

[26] *El Imparcial,* 8 de marzo de 1891, p. 2 (en línea: https://hemerotecadigital.bne.es/hd/es/viewer?id=a7c4684a-99df-4587-96bc-1fc25667386a&page=2).

[27] A. Rich [2019].

[28] La filósofa Celia Amorós creó el Seminario Feminismo e Ilustración (1987-1994), impartido en la facultad de Filosofía y Letras de la Universidad Complutense de Madrid, que fue clave para la investigación feminista.

[29] C. Pecharromán de la Cruz, «Pioneras del periodismo...» [2024].

[30] E. M. Morata Marco, «La imagen de la maternidad...» [2003].

[31] D. Simón Lorda *et al.*, «De las locuras puerperales a la salud mental perinatal...» [2019].

[32] «Ser mujer y transgredir los roles clásicos: una historia sobre las mujeres de Málaga que acabaron en el manicomio», *El Periódico,* 16 de enero de 2025 (en línea: https://www.epe.es/es/espana/andalucia/20250116/mujer-transgredir-roles-clasicos-historia-113431367, consultado en febrero de 2025).

[33] C. Guillén Lorente, «El Patronato de Protección a la Mujer...» [2020].

[34] I. Olza Fernández *et al.* [2011].

[35] C. Fernández Trujillo, «La depresión posparto, un mito más que una realidad», *El País,* sección Sociedad, 24 de abril de 1995 (en línea: https://

elpais.com/diario/1995/04/24/sociedad/798674405_850215.html, consultado en febrero de 2025).

[36] «Quiero mucho a mis hijos, pero también les temo», *Pikara,* 20 de septiembre de 2023 (en línea: https://www.pikaramagazine.com/2023/09/quiero-mucho-a-mis-hijos-pero-tambien-les-temo/, consultado en febrero de 2025).

[37] Ponencia enmarcada en el XI Coloquio Internacional del Seminario Permanente sobre Literatura y Mujer: Mujer y poéticas de la salud, celebrado por la UNED el 16 de marzo de 2023 (cfr., en línea: https://dls.uned.es/downloads/64134442fbd64b236f64ac83/641442f83056d531bd49498e.mp4, consultado en febrero de 2025).

[38] «Interview: In Her New Memoir *Smile,* Sarah Ruhl Tells the Story of a Face - Her Own», *TheaterMania,* 6 de octubre de 2021 (en línea: https://www.theatermania.com/news/interview-in-her-new-memoir-smile-sarah-ruhl-tells-the-story-of-a-face-her-own_92851, consultado en febrero de 2025).

[39] C. Tasca *et al.,* «Women And Hysteria In The History Of Mental Health» [2012].

2. Lo que sabemos de la depresión posparto

[40] B. Dávila, *Los seres queridos* [2022].

[41] E. Ramírez Matos, *Psicología del posparto* [2022].

[42] El DMS (*Diagnostic and Statistical Manual of Mental Disorders,* por sus siglas en inglés) es una herramienta publicada por la American Psychiatric Association (APA) que establece una descripción y una clasificación de los trastornos mentales. Se actualiza periódicamente para incluir los avances en la investigación y la comprensión de la salud mental (cfr., en línea: https://www.psychiatry.org/psychiatrists/practice/dsm).

[43] Cfr., en línea: [https://feliciasimionphotography.com/wp/postpartum/].

[44] F. Simion, *Postpartum* [2024].

[45] *Ibidem.*

[46] *Ibidem.*

[47] Cfr., en línea: [https://proyectopuerperio.wordpress.com/].

[48] J. Hahn-Holbrook *et al.,* «Economic and Health Predictors...» [2018].

[49] Z. Wang *et al.,* «Mapping global prevalence of depression among postpartum women» [2021].

[50] M. F. Rodríguez Muñoz *et al.,* «Perinatal depression in the Spanish context...» [2023].

[51] Este tipo de entrevista recibe el nombre de Entrevista Clínica Estructurada para los Trastornos del Eje I del DSM-IV (SCID-I). Se trata de un conjunto

de preguntas específicas que deben realizarse para garantizar que la evaluación de la paciente sea consistente y exhaustiva. Permiten realizar un diagnóstico más preciso, y permite identificar condicionantes que puedan haber sido pasadas por alto previamente.

[52] M. B. Vázquez, M. C. Míguez, «Validation of the Edinburgh postnatal depression scale...» [2019].

[53] C. Terrén, «Prevalencia de la depresión posparto en las madres españolas...» [2003].

[54] B. Dávila [2022].

[55] E. Ramírez Matos [2022].

[56] M. García Puig [2023].

[57] M. O'Farrell, *Sigo aquí...* [2019].

[58] M. Hesse, *El miedo* [2024].

[59] C. Heredero, «El miedo», en *Habitaste este útero* [2023].

[60] K. Agirre, *Las madres no* [2019].

[61] *Ibidem.*

[62] Para los síntomas de la psicosis posparto, cfr. el sitio web de Action on Postpartum Psychosis (en línea: https://www.app-network.org/postpartum-psychosis/symptoms-of-postpartum-psychosis/#symptoms-of-pp; consultado en marzo de 2025).

[63] «Historias que rompen el tabú de la psicosis posparto», *El País,* 6 de mayo de 2019 (en línea: https://elpais.com/elpais/2019/05/03/mamas_papas/1556874523_036315.html, consultado en marzo de 2025).

[64] «María Gombau, la activista del 15m acusada de matar a sus hijos que creía "poseídos"», *El Mundo,* 15 de marzo de 2019 (en línea: https://www.elmundo.es/comunidad-valenciana/2019/03/15/5c8b8fcb21efa0564c8b46cd.html, consultado en marzo de 2025).

[65] «Crimen de Godella: el padre de los niños asesinados se enfrenta a medio siglo de cárcel por el ritual infanticida», *ABC,* 30 de mayo de 2021 (en línea: https://www.abc.es/espana/comunidad-valenciana/abci-crimen-godella-padre-ninos-asesinados-enfrenta-medio-siglo-carcel-ritual-infanticida-202105302109_noticia.html, consultado en marzo de 2025).

[66] Instituto Europeo de Salud Mental Perinatal, «Manifiesto sobre el tratamiento mediático del filicidio de Godella, España», 11 de junio de 2019 (en línea: https://saludmentalperinatal.es/wp-content/uploads/2019/06/FILICIDIO-MANIFIESTO-JUNIO-2019_IEP_logos.pdf, consultado en marzo de 2025).

[67] A. Rich [2019].

[68] «FDA Approves First Oral Treatment for Postpartum Depression», sitio web de la FDA, 4 de agosto de 2023 (en línea: https://www.fda.gov/news-events/press-announcements/fda-approves-first-oral-treatment-postpartum-depression).

[69] M. Haris *et al.*, «FDA-Approved Zuranolone…» [2025].

[70] K. M. Deligiannidis *et al.*, «Zuranolone for the Treatment of Postpartum Depression» [2023].

[71] I. Olza Fernández *et al.*, «Lactancia para psiquiatras…» [2011].

[72] e-lactancia es un proyecto de APILAM (Asociación para la Promoción e Investigación científica y cultural de la Lactancia Materna) y las indicaciones son realizadas por pediatras y farmacéuticas.

[73] Cuando desde e-lactancia se establece que un medicamento es «bastante seguro» es porque se considera que el riesgo de efectos adversos es bajo o moderado. Puede haber datos limitados o ausencia de estudios, pero sus propiedades farmacocinéticas indican un riesgo mínimo.

[74] K. M. Deligiannidis *et al.*, «Zuranolone Concentrations in the Breast Milk…» [2024].

[75] «Zuranolone» en Drugs and Lactation Database (LactMed®), 15 de julio de 2024 (en línea: https://www.ncbi.nlm.nih.gov/books/NBK594292/).

[76] El listado de fármacos en evaluación por el Comité de Medicamentos de Uso Humano (CHMP) se actualiza mensualmente y puede encontrarse en línea en [https://www.ema.europa.eu/en/medicines/medicines-human-use-under-evaluation].

[77] «Commission authorises medicine to treat postpartum depression», sitio web de la Comisión Europea, 17 de septiembre de 2025 (en línea: https://health.ec.europa.eu/latest-updates/commission-authorises-medicine-treat-postpartum-depression-2025-09-17_en?prefLang=es).

[78] «Sertralina hidrocloruro», sitio web de e-lactancia (en línea: https://www.e-lactancia.org/breastfeeding/sertraline-hydrochloride/product/).

[79] D. Oliver, «¿Es suficiente una pastilla para tratar la depresión posparto?» *El País,* 24 de octubre de 2023 (en línea: https://elpais.com/mamas-papas/actualidad/2023-10-24/es-suficiente-una-pastilla-para-tratar-la-depresion-posparto.html; consultado en marzo de 2025).

[80] I. Olza Fernández, I. Palanca Maresca, «La experiencia del programa del Hospital Universitario Puerta de Hierro Majadahonda» [2012].

[81] «Depresión posparto», vídeo de PortalCLÍNIC, 4 de julio de 2019 (en línea: https://www.youtube.com/watch?v=ZCr6wsQPIWE).

3. La mecánica del corazón

[82] M. Olhaberry *et al.*, «Intervenciones psicológicas perinatales…» [2013].

[83] E. Hoekzema *et al.*, «Pregnancy leads to long-lasting changes in human brain structure» [2017].

[84] D. Oliver, «“Matrescencia” o cómo el cerebro de las madres cambia hasta seis años después del parto», *El País,* 13 de abril de 2023 (en línea: https://elpais.com/mamas-papas/expertos/2023-04-13/matrescencia-o-como-el-cerebro-de-las-madres-cambia-hasta-seis-anos-despues-del-parto.html).

[85] *Ibidem.*

[86] C. Servin-Barthet *et al.,* «Pregnancy entails a U-shaped trajectory…» [2025].

[87] D. Narvaez, «The Single Most Important Thing to Know About a Baby», *Psichology Today,* 20 de agosto de 2018 (en línea: https://www.psychologytoday.com/us/blog/moral-landscapes/201808/the-single-most-important-thing-know-about-baby).

[88] «Nils Bergman: “Tras nacer, un bebé no necesita nada de sus padres, excepto a sus padres, su presencia”», *El País,* 4 de junio de 2019 (en línea: https://elpais.com/elpais/2019/06/03/mamas_papas/1559551086_801391.html).

[89] D. Oliver, «Unidades madre-bebé en los hospitales: un recurso eficaz para tratar los trastornos mentales posparto graves», *El País,* 9 de marzo de 2024 (en línea: https://elpais.com/mamas-papas/2024-03-09/unidades-madre-bebe-en-los-hospitales-un-recurso-eficaz-para-tratar-los-trastornos-mentales-posparto-graves.html).

[90] Instituto Europeo de Salud Mental Perinatal, «Psiquiatría Perinatal: un programa de hospitalización respetuosa madre-bebé del Parc Sanitari Sant Joan de Déu» (en línea: https://psiquiatriaperinatal.com/psiquiatria-perinatal-un-programa-de-hospitalizacion-respetuosa-madre-bebe-del-parc-sanitari-sant-joan-de-deu/).

[91] E. Ramírez Matos, *La otra cara* [2023].

[92] K. De Backer *et al.,* «Women’s experiences of attempted suicide…» [2024].

[93] P. Serrano, «Prevenir las muertes maternas por suicidio en periodo perinatal», sitio web del IESMP, 27 de noviembre de 2024 (en línea: https://saludmentalperinatal.es/prevenir-las-muertes-maternas-por-suicidio-en-periodo-perinatal/).

4. La presión de las madres

[94] M. García Puig [2023].

[95] L. Adler, *Marguerite Duras* [2023].

[96] M. Duras, «La casa», en *La vida material* [2020].

[97] A. Barrera, *Notas desde el interior de la ballena* [2025].

[98] *Ibidem.*

[99] A. Casas Broda, *Kinderwunsch* [2013].

[100] «Ana Valín: "Hablar de depresión postparto sigue siendo un tabú", *El Salto,* 14 de octubre de 2023 (en línea: https://www.elsaltodiario.com/maternidad/ana-valin-hablar-depresion-postparto-tabu).

[101] I. Olza Fernández, I. Palanca Maresca [2012].

[102] J. Lazarre, «Maternidad y activismo: un viaje personal», en *Una escritora en el tiempo* [2022].

[103] M. de la Fuente, *Madres, blogs y marcas: de la experiencia a la profesionalización,* ii Estudio de la blogosfera maternal en español, Best Relations/Madresfera, 2015 (en línea: https://es.slideshare.net/slideshow/2-estudio-de-la-blogosfera-maternal-en-espaol-madresfera-y-br/49827750).

[104] El blog *De mi casa al mundo* aún puede leerse (cfr. https://demicasaalmundo.com/), aunque su contenido ha ido cambiando con los años.

[105] C. Riera, *Tiempo de espera* [2023].

[106] K. Agirre [2019].

[107] P. Vázquez, La librería y la diosa [2023].

[108] «Carolina Setterwall: "Creía que no podría manejar sola el duelo y la maternidad a la vez"», *El País,* 23 de marzo de 2022 (en línea: https://elpais.com/mamas-papas/2022-03-23/carolina-setterwall-creia-que-no-podria-manejar-sola-el-duelo-y-la-maternidad-a-la-vez.html).

[109] C. Setterwall, *Solo nos queda esperar lo mejor* [2022].

[110] *El País,* 23 de marzo de 2022, entrevista citada.

[111] «Absuelta una mujer de matar a su hija por sufrir depresión posparto», *El País,* 6 de octubre de 1992 (en línea: https://elpais.com/diario/1992/10/06/sociedad/718326010_850215.html).

[112] La Guía de Medios de aepp y mares se encuentra disponible en línea (cfr. https://www.sociedadmarce.org/IMAGES_35/guia-de-medios.pdf).

[113] C. Segura, «Por qué hay que hablar (más) de la depresión postparto», *La Vanguardia,* 1 de agosto de 2024 (en línea: https://www.lavanguardia.com/vida/salud/20240801/9810154/hay-hablar-mas-depresion-postparto.html).

[114] B. Shields, *Down Came the Rain…* [2006].

[115] La entrevista de Lara Spencer a Alanis Morrissette en *Good Morning America* puede verse en YouTube (en línea: https://www.youtube.com/watch?-v=MzJAOw3bpTo).

[116] «Alanis Morissette Reveals Battle with Crippling Postpartum Depression That Took Hold Seconds After Daughter's Birth», *People,* 6 de septiembre de 2017 (en línea: https://people.com/parents/alanis-morissette-reveals-postpartum-depression-battle/).

[117] «Adele Opens Up About Parenting and Postpartum Depression», *Vanity Fair,* 31 de octubre de 2016 (en línea: https://www.vanityfair.com/style/2016/10/adele-postpartum-depression-parenting).

[118] «Samanta Villar: Periodista, presentadora y autora del libro "Madre hay más que una", un relato sobre la aventura de ser madre», *WebConsultas,* 9 de febrero de 2017 (en línea: https://www.webconsultas.com/entrevistas/embarazo/samanta-villar-periodista-y-autora-del-libro-madre-hay-mas-que-una).

[119] Entrevista a Toñi Moreno en *Que siga el baile,* 12, Radio Marca, 9 de marzo de 2021 (audio en línea: https://omny.fm/shows/t4-con-vicente-ortega/que-siga-el-baile-12-entrevista-a-to-i-moreno-09-0).

[120] N. Sriraman, «Social Media & Mom Guilt», sitio web de Postpartum Support International, enero de 2023 (en línea: https://postpartum.net/social-media-mom-guilt/).

[121] S. Kiyak, S. Bati, «Relationship between Postpartum Depression…» [2024].

[122] R. M. Chee *et al.,* «The impact of social media influencers…» [2023].

[123] Análisis digital elaborado por We Are Social y Meltwater, 2025 (en línea: https://wearesocial.com/uk/blog/2025/02/digital-2025/).

[124] Publicación del 11 de marzo de 2022 en el perfil de Instagram de *Freeda* (cfr. https://www.instagram.com/p/Ca-sG5Vqn4F/).

[125] «La depresión postparto casi me quita la vida», charla con Sindy Takanashi en el canal de YouTube de SomosEstupendas (en línea: https://www.youtube.com/watch?v=0jY9q8_Q1rQ&t=11s).

5. Transitar el posparto

[126] «Leila Sucari: "Dar a luz es una maravilla y un horror"», *Tiempo Argentino,* 20 de octubre de 2019 (en línea: https://www.tiempoar.com.ar/ta_article/leila-sucari-dar-a-luz-es-una-maravilla-y-un-horror/).

[127] L. Sucari, *Fugaz* [2022:15].

[128] *Ibidem,* p. 20.

[129] *Ibidem,* p. 123.

[130] M. B. Martín-Sánchez *et al.,* «Development and psychometric properties…» [2022].

[131] Los autores han creado la Escala de Ambivalencia Materna (mas), una herramienta que busca captar la compleja naturaleza de la ambivalencia materna.

[132] *Tiempo Argentino,* 20 de octubre de 2019, entrevista citada.

[133] V. Martínez-Borba *et al.,* «Predicting postpartum depressive symptoms…» [2020].

[134] «Toda crisis acarrea una tensión y abre la posibilidad a un cambio […]», sitio web del Centro Hacedor Futuridades Maternales, 8 de febrero de 2021 (en línea: https://futuridadesmaternales.net/2021/02/08/toda-crisis-acarrea-una-tension-y-

abre-la-posibilidad-a-un-cambio-la-gestacion-es-una-crisis-normativa-del-desarrollo-pero-no-la-unica-lejos-de-entrar-en-competiciones-que-siento-contraproducentes/).

[135] D. Oliver, *Maternidades precarias* [2022].

[136] M. F. Rodríguez Muñoz *et al.* [2023].

[137] R. Marcos-Nájera *et al.*, «The Prevalence and Risk Factors…» [2020].

[138] «La madre del niño acogido en Sueca: "No me quitaron a mi hijo por tener mala vida. Me lo arrebataron"», *El País,* 14 de septiembre de 2016 (en línea: https://elpais.com/ccaa/2016/09/13/valencia/1473761420_584582.html).

[139] Carta abierta de María José Abeng Ayang, publicada en Facebook el 16 de febrero de 2019 (en línea: https://www.facebook.com/story.php/?id=687541837963896&story_fbid=2227834540601277).

[140] P. Jubany-Roig, E. Massó Guijarro, «Lactancia materna entre rejas…» [2024].

[141] M. E. Wallace *et al.*, «Homicide during pregnancy…» [2021].

[142] K. Yang *et al.*, «Risk factors of perinatal depression in women…» [2022].

[143] «La violencia de género: principal causa de muerte en el embarazo en Estados Unidos», sitio web de El Parto es Nuestro, 18 de noviembre de 2021 (en línea: https://www.elpartoesnuestro.es/blog/2021/11/18/la-violencia-de-genero-principal-causa-de-muerte-en-el-embarazo-en-estados-unidos).

[144] C. Velasco *et al.*, «Intimate partner violence against Spanish pregnant women…» [2014:].

[145] Comisión para la Investigación de Malos Tratos a Mujeres y Consejería de Sanidad de la Comunidad de Madrid, Dirección General de Salud Pública, *Violencia de pareja hacia las mujeres durante el embarazo, parto y puerperio. Guía breve de actuación,* Comunidad de Madrid, Madrid, 2019 (en línea: https://www.comunidad.madrid/sites/default/files/doc/sanidad/2019_violencia_de_pareja_hacia_las_mujeres_durante_el_embarazo_parto_y_puerperio._guia_breve_de_actuacion_-_2019_.pdf).

[146] C. Velasco Juez *et al.*, *Guía de actuación ante la violencia de género durante el embarazo* [2020].

[147] K. Winkler, *Cárdeno adorno* [2018].

[148] D. T. Plant *et al.*, «Intergenerational transmission of maltreatment…» [2013].

[149] K. W. Choi *et al.*, «Maternal depression…» [2019].

[150] «Paula Puebla: "No podemos obviar el tema de la identidad cuando hablamos de gestaciones subrogadas o de cualquier otra técnica que esté por venir"», sitio web del Instituto Europeo de Salud Mental Perinatal, 12 de junio de 2023 (en línea: https://saludmentalperinatal.es/paula-puebla-no-podemos-obviar-el-tema-de-la-identidad-cuando-hablamos-de-gestaciones-subrogadas-o-de-cualquier-otra-tecnica-que-este-por-venir/).

[151] *Ibidem.*

[152] A. E. Müller, M. Parra Casado, *Arquitectura de maternidades…* [2025].

[153] A. Faisal-Cury, P. R. Menezes, «Type of delivery is not associated with maternal depression» [2019].

[154] C. Gallego Gómez *et al.*, «Urinary incontinence increases risk of postpartum depression…» [2024].

[155] Conecta Perinatal, Alianza Hispanohablante por la Salud Mental y Perinatal de la Familia, *Mejorar el cuidado de la salud mental perinatal. Fundamentos, propuestas y peticiones,* 2023 (en línea: https://conectaperinatal.com/pdf/ASMI_Memoradum_13sep2022_.pdf).

[156] I. Fernández del Castillo, *La revolución del nacimiento…* [1995].

[157] El documental fue producido por Barret Cooperativa en colaboración con Lab rtve y À Punt Mèdia.

[158] D. Oliver, «*Parir en el siglo xxi:* un documental sobre parto respetado», *El País,* 18 de noviembre de 2020 (en línea: https://elpais.com/mamas-papas/2020-11-18/parir-en-el-siglo-xxi-un-documental-sobre-parto-respetado.html).

[159] N. Alkorta, *Mi parto robado* [2023].

[160] *Ibidem.*

[161] M. Vega Sanz *et al.*, «Longitudinal Influences on Maternal-Infant Bonding…» [2025].

[162] J. M. Martínez Galiano *et al.*, «The magnitude of the problem of obstetric violence…» [2021].

[163] D. Maraini, *Cuerpo feliz…* [2019:19].

[164] R. Hymas, L. C. Girard, «Predicting postpartum depression…» [2019].

6. Sostener y sostenerse

[165] J. Barrera, *Linea nigra…* [2020].

[166] A. Brown, R. Davies, «Fathers' experiences of supporting breastfeeding…» [2014].

[167] M. Agúndez, *Casas limpias* [2025].

[168] C. D. Kouros *et al.*, «Spillover Between Marital Quality…» [2014].

[169] «Ibone Olza: "No es lo mismo ser padre que ser madre: a quien necesita el recién nacido es a ella"», *ABC,* 30 de marzo de 2022 (en línea: https://www.abc.es/familia/parejas/abci-dialogos-familia-ibone-olza-no-mismo-padre-madre-quien-necesita-recien-nacido-ella-202203300001_video.html).

[170] M. O'Farrell, *La distancia que nos separa* [2024].

[171] R. Caparrós González, M. Rodríguez Muñoz, «Depresión posparto paterna…» [2020].

[172] «Los hombres también sufren depresión postparto: estos son sus principales síntomas», *Infosalus,* 22 de marzo de 2022 (en línea: https://www.infosalus.com/salud-investigacion/noticia-hombres-tambien-sufren-depresion-postparto-son-principales-sintomas-20220322081448.html).

[173] «Máximo Peña, autor de *Paternidad aquí y ahora:* «Si no quieres que tu hijo te cambie la vida, es mejor que no seas padre», *La Voz de Galicia,* 23 de septiembre de 2023 (en línea: https://www.lavozdegalicia.es/noticia/yes/2023/09/23/estas-dispuesto-tu-hijo-cambie-vida-mejor-seas-padre/0003_202309SY23P10991.htm).

[174] «Help for dads», sitio web de Postpartum Support International (en línea: https://postpartum.net/get-help/help-for-dads/).

[175] S. Misri *et al.,* «The impact of partner support…» [2020].

7. El mapa del desierto

[176] Cfr., en línea: [https://padlet.com/ieperinatalformacion/recursos-publicos-smp-zdqw13ozskjomzn].

[177] «Por un Plan Nacional de Salud Mental Perinatal», Change.org (en línea: https://www.change.org/p/por-un-plan-nacional-de-salud-mental-perinatal, consultado en mayo de 2025).

[178] Comisionado de Salud Mental, Ministerio de Sanidad, «Plan de Acción de Salud Mental 2025-2027», Ministerio de Sanidad, 2025 (en línea: https://www.sanidad.gob.es/areas/calidadAsistencial/estrategias/saludMental/docs/Plan_de_accion_para_la_salud_mental_v2.6.pdf).

[179] Conecta Perinatal *et al., Mejorar el cuidado de la salud mental perinatal…* [2023].

[180] M. Casanova Dias *et al.,* «Psychiatric training in perinatal mental health across Europe» [2022].

[181] Organización Mundial de la Salud, *WHO guide for integration of perinatal mental health in maternal and child health services,* 2022 (en línea: https://www.who.int/publications/i/item/9789240057142).

8. Las madres activistas

[182] Fotografía de *Mundo Gráfico,* 31 de enero de 1934. Se puede consultar en la hemeroteca de la Biblioteca Nacional de España.

[183] Centro de Estudios Políticos y Constitucionales, *Clara Campoamor…* [2022:141-192].

[184] W. SANFORD, *These Walls Between Us*… [2021].

[185] S. VILLARMEA *et al.*, «El Parto es Nuestro…» [2015].

[186] F. OUASSAK, *El poder de las madres*… [2025].

[187] B. S. PREVATT *et al.*, «Peer-support intervention for postpartum depression…» [2018].

[188] D. C. FUHR *et al.*, «Delivering the Thinking Healthy Programme…» [2019].

9. Y AL FINAL, LO QUE NO SE CUENTA

[189] J. J. MILLÁS, «Hay que ir descalzo», *El País*, 9 de mayo de 2025 (en línea: https://elpais.com/opinion/2025-05-09/hay-que-ir-descalzo.html).

[190] A. BAUER *et al.*, *The costs of perinatal mental health problems* [2014].

[191] O. PARÉS BADELL *et al.*, «Cost of Disorders of the Brain in Spain» [2014].

[192] «Perinatal depression: a neglected aspect of maternal health», editorial, *The Lancet*, 402.10403 (2023), p. 667 (en línea: https://www.thelancet.com/journals/lancet/article/PIIS0140-6736(23)01786-5/fulltext).

Índice

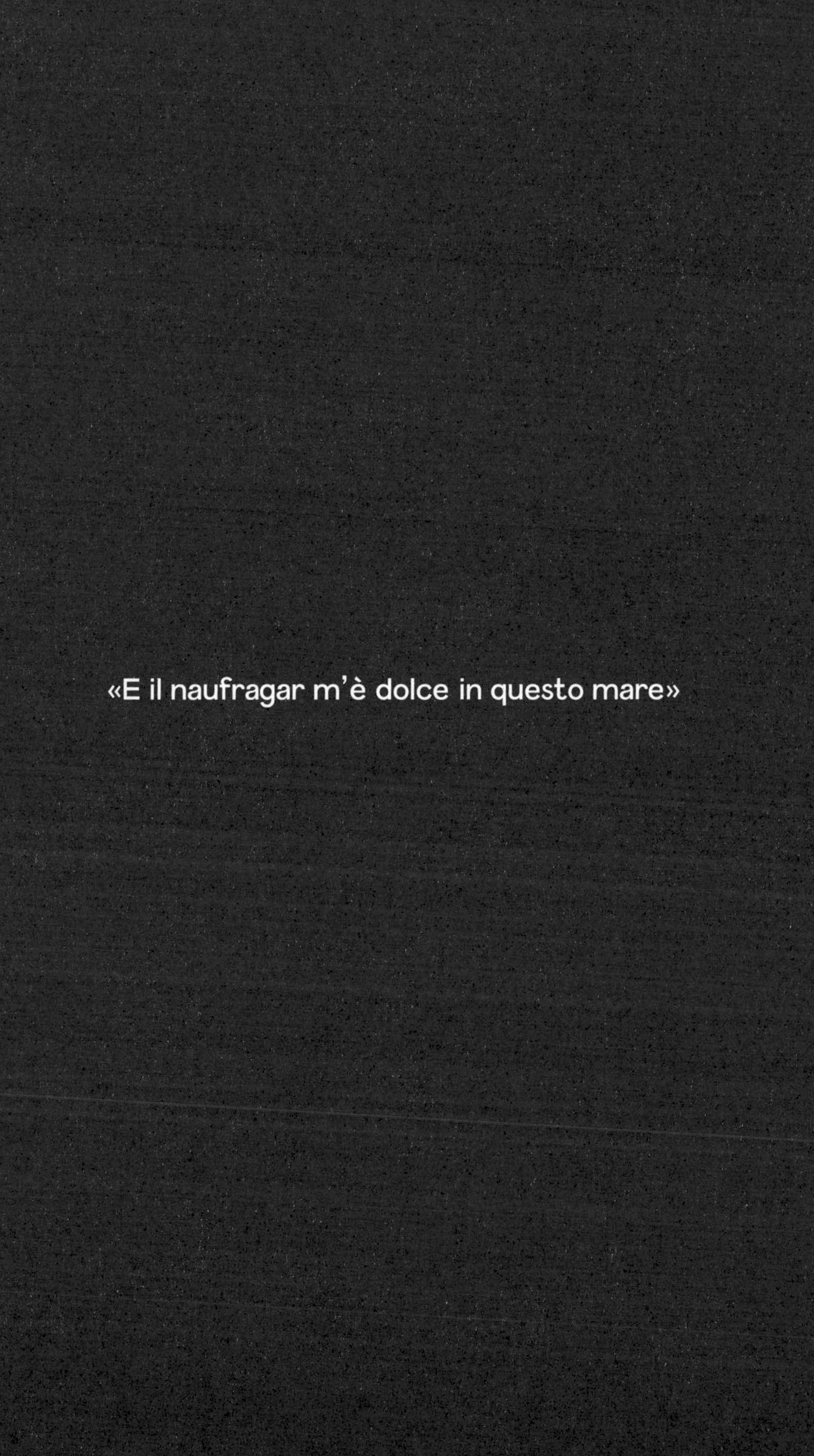
«E il naufragar m'è dolce in questo mare»

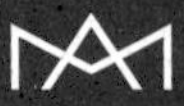